D1718661

Altersdiabetes - Alles im Griff?

Das Buch

Es gibt kaum ein aktuelleres Gesundheitsthema als Diabetes. Vor allem Diabetes mellitus II, auch Altersdiabetes genannt, entwickelt sich mehr und mehr zur Volkskrankheit. Das gilt nicht nur für Europa, sondern auch für die übrigen Industrieländer in aller Welt. Jährlich erkranken Hunderttausende an dieser Wohlstandskrankheit, die selbst keine Schmerzen verursacht, aber dennoch mit ihren Folgeerkrankungen tödlich verlaufen kann. Ungezählte Herzinfarkte und Schlaganfälle sowie Blindheit, Nierenversagen und Fußamputationen sind auf Diabetes zurückzuführen, der oft genug jahrelang unentdeckt geblieben ist.

Ist die Krankheit erst einmal als Stoffwechselentgleisung zum Ausbruch gekommen, wird der Betroffene erst zum „akuten Fall" und anschließend zum „chronisch Kranken", dem die Schulmedizin mit ihren Medikamenten zur Seite steht. Doch Medikamente haben Nebenwirkungen, die besonders für ältere Menschen zur zusätzlichen Gefahr werden können.

Vielen Altersdiabetikern ist nicht bewußt, dass es auch Alternativen gibt, wirksame Heilmittel aus der Natur wie z.B. die Extrakte aus tropischen Pflanzen zur Senkung des Blutzuckerspiegels. Aber auch Vitamine in höherer Dosis können für den Diabetiker eine herausragende Rolle spielen. Eine besondere Art, die zahlreichen Folgeerkrankungen zu vermeiden oder zum Abheilen zu bringen, ist die Magnetfeldtherapie. Ihr Vorteil: Jeder Diabetiker kann diese physikalische Behandlungsmethode ohne großen Aufwand und Kosten bei sich zu Hause anwenden und so den gefürchteten Organerkrankungen den Schrecken nehmen. Es ist das Ziel dieses Buches, den Altersdiabetiker mit diesen alternativen Behandlungsmethoden bekannt zu machen.

Der Autor

Roman Stadtmüller (Jahrgang 1935) ist Fachjournalist und Altersdiabetiker. Mit seinen beiden bisher erschienenen Büchern „Der Heilmagnet" und „Moderne Magnetotherapie" hat er sich besonders mit der Magnetfeldtherapie auseinander gesetzt. Er schreibt nicht über alternative Theorien, sondern über seine eigenen Erfahrungen. Er hat sich zum Ziel gesetzt, komplizierte Sachverhalte so darzustellen, dass sie für jedermann verständlich sind.

Roman Stadtmüller

ALTERSDIABETES

Alles im Griff?

**Mit alternativen
Behandlungsmethoden
gegen eine Volkskrankheit**

Bibliographische Information Der Deutschen Bibliothek:

Die Deutsche Bibliothek verzeichnet diese Publikation
in der Deutschen Nationalbibliographie; detaillierte bibliographische
Daten sind im Internet über <http://dnb.ddb.de>abrufbar.

Gedruckt auf umweltfreundlichem,
chlorfrei gebleichtem Papier

Alle Rechte vorbehalten - Printed in Germany
Herstellung und Verlag:
Books on Demand GmbH, Norderstedt

Zeichnungen:
NOVAFON GmbH, Stuttgart
Titelbild:
Micrografx Inc. Photodisk

ISBN 3-8334-0487-6

Inhaltsverzeichnis

Vorwort

In der Regel schreiben Mediziner über Gesundheits-themen. Bei der Volkskrankheit Diabetes ist alles etwas anders, denn hier müssen die Betroffenen selbst viel Verantwortung übernehmen, während der Arzt nach der Diagnose mehr eine überwachende Position einnimmt. Schon aus diesem Grund ist es angebracht, wenn sich auch Diabetiker und Diabetikerinnen zu Wort melden, um über ihre Erfahrungen zu berichten. Wenn dann noch, wie in meinem Fall, eine gewisse Abneigung gegen Medikamente der Schulmedizin hinzukommt und die Krankheit einen Fach-

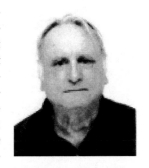

journalisten getroffen hat, der bereits einige Bücher über alternative Gesundheitsthemen geschrieben hat, dann liegt es nahe, sich auch mit Diabetes mellitus II, wie die Krankheit fachgemäß heißt, zu beschäftigen.

Es gibt gerade für den typischen Altersdiabetiker gute Gründe, nicht alles und jedes, was die Schulmedizin gegen diese Krankheit an Therapien aufzubieten hat, unbesorgt anzunehmen. Sobald eine Krankheit wie Diabetes als „chronisch" eingestuft ist, werden nicht nur die heilenden Kräfte der verabreichten Medikamente ebenfalls zur chronischen Gewohnheit, sondern natürlich auch deren Nebenwirkungen. Außerdem hat die Schulmedizin für die meisten Folgeerkrankungen nur die „Holzhammermethode" zur Verfügung, wie etwa die Amputation von rund 28.000 diabetischen Füssen pro Jahr. Es gehört zu den absurden Tatsachen, dass sich diese ungeheure Zahl drastisch vermindern ließe, wenn die Ärzte wie auch ihre Patienten sich mehr um alternative Heilmethoden kümmern würden. Wer weiß schon genau, wieviele Herzinfarkte und Schlaganfälle auf Diabetes zurückzuführen sind? Auf jeden Fall sind es viel zu viele, wie ich meine. Ähnlich liegen die Verhältnisse bei den vielen tausend Erblindungen im Jahr oder der immer größer werdende Patientenschar, die wegen Niereninsuffinzienz auf die Dialyse angewiesen ist. Vielen Alterdiabetikern und -diabetikerinnen könnte großes Leid erspart werden, wenn sie sich nicht ausschließlich auf die schulmedizinischen Therapien verlassen würden. Aber darum geht es nicht allein. Nur allzu oft vergessen viele Ärzte, welche psychischen Probleme auf ihren Patienten oder Patientin zukommen, nachdem ihm oder ihr die Diagnose Altersdiabetes gestellt wurde. Es gehört viel Fingerspitzengefühl dazu, Patienten so zu führen, dass sie möglichst rasch in der Lage sind, ihre Krankheit in all ihren Facetten zu begreifen und entsprechend zu reagieren.

Wie viele Altersdiabetiker vor mir musste auch ich lernen, dass sich die Behandlung der sogenannten „Zuckerkrankheit" nicht in der Einstellung eines optimalen Blutzuckerwertes erschöpft, sondern je nach individuellem Befund weitere Maßnahmen hinzukommen müssen. Die Schulmedizin kennt als Therapie lediglich Medikamente, die in den Retorten der Chemiker erfunden und deren Wirksamkeit mit zahlreichen Studien belegt wurden. Da bleibt nicht viel Raum für andere Mittel, wie etwa Vitamine. Das überlässt man einer besonderen Gruppe von Ärzten, die sich der Orthomolekularen Medizin verschrieben haben. Oder hat Ihnen etwa Ihr Arzt schon zur Einnahme von bestimmten Vitaminen, Spurenelementen und Mineralien geraten?

Man muss als Patient schon großes Glück haben, wenn man an einen Arzt gerät, der nicht nur Schulmediziner, sondern auch Naturheilkundler ist und der Sie von sich aus auf alternative Möglichkeiten aufmerksam macht. Ganz besonders dankbar sollte man sein, wenn man einem Mediziner begegnet, der über physikalische Heilmethoden wie die Magnetfeldtherapie infomiert ist und sein Wissen darüber auch weitergibt. Gerade für den Diabetiker, der schon aufgrund seines fortgeschrittenen Alters die vielen Nebenwirkungen von Medikamenten schlechter verträgt als ein junger Mensch, ist die Behandlung der Folgeerkrankungen von Diabetes II mit Magnetfeldern eine überaus sinnvolle und hilfreiche Therapiemethode. Dementsprechend wird sie auch hier besonders ausführlich besprochen. In diesem Sinne hoffe ich, dass Ihnen meine Hinweise helfen, die heimtückische Krankheit Diabetes II in den Griff zu bekommen und Sie noch viele Jahre ungetrübter Gesundheit vor sich haben, sozusagen vom chronisch Kranken zum akut Gesunden.

Roman Stadtmüller

Bitte beachten Sie!

1. Kapitel

Eine kritische Situation

Wenn Sie diese Schrift lesen, sind sie entweder bereits Diabetiker vom Typ II, wie die Mediziner den Altersdiabetes auch nennen, oder Sie wollen sich über eventuelle Behandlungs-Alternativen informieren. Ehlicherweise wird man zugestehen müssen, dass kaum jemand auf den Gedanken kommt, er könne „irgendwann" einmal an der Zuckerkrankheit leiden, deshalb den Arzt aufsucht und sich entsprechend untersuchen lässt. Mit der Vorsorge ist es also nicht weit her. Dabei wäre das ab einem gewissen Alter für jeden ratsam, vor allem wenn Diabetes bereits in der Familie vorkommt. So ist es jedoch nicht. Irgendwann ereilt den Altersdiabetiker die Krankheit völlig überraschend. Von heute auf morgen wird man dann in der Medizinersprache zuerst zum „akuten Fall" und anschließend zum chronisch Kranken. An Altersdiabetes zu erkranken bedeutet jedoch kein unabwendbares Schicksal für den Rest des Lebens ertragen zu müssen. Das allerdings nur, wenn man sich mit der eigenen Krankheit beschäftigt, denn ohne die Mithilfe des Patienten geht es nicht, weder bei der konventionellen noch der alternativen Behandlung. Es gibt kaum eine andere Krankheit, die so sehr von der Eigeninitiative abhängt wie Diabetes.

Und so handelt denn dieses Buch auch von der Eigeninitiative, die allerdings weit über den Rahmen von Blutzucker messen und Gewicht reduzieren hinausgeht. Unter ärztlicher Überwachung und Begleitung, vor allem bei den Diagnose-Maßnahmen, ist es durchaus möglich, Alterdiabetes auch ohne die üblichen Medikamente in den Griff zu bekommen. Es werden hier einige alternative Therapien vorgestellt, von denen sie vielleicht noch nie etwas gehört haben, die aber von anderen schon erprobt wurden und deshalb als sicher gelten können.

In Deutschland gibt es zur Zeit rund 5 Millionen Diabetiker, das sind 6% der Bevölkerung.

Ohne Eigeninitiative ist auch eine alternative Diabetes-Therapie nicht möglich.

Diabetes mellitus II ist eine sogenannte Wohlstandskrankheit.

Die Zahlen steigen weiter

Wenn man der Weltgesundheitsorganisation (WHO) folgt, dann gibt es bis zum Jahr 2025 rund 300 Millionen Diabetiker auf der Welt. Allein in Deutschland leben bereits über 5 Millionen Betroffene, oder ca. 6% der Bevölkerung. Doch die Dunkelziffer ist groß. Viele haben Diabetes, wissen es aber nicht und damit werden sie auch in keiner Statistik aufgeführt.

In den genannten Zahlen enthalten sind alle Diabetiker, also auch die vom Typ I, dem sogenannten „jugendlichen" Diabetes. Ihre Zahl beträgt in der Bundesrepublik Deutschland ca. 250 000, doch der Anstieg geht hier wesentlich langsamer vor sich als beim Typ II. Immerhin erkranken rund 90% aller Diabetiker am Typ II, dem Altersdiabetes. Die Industrieländer stellen den größten Anteil, gefolgt von den aufstrebenden Ländern, die es zu einem gewissen Wohlstand gebracht haben. In der dritten Welt, d.h. wo viel gehungert wird, wird man Diabetes in alle seinen Formen nur selten antreffen. Daraus ergibt sich, dass Diabetes eine Wohlstandkrankheit ist.

90% aller Diabetiker sind vom Typ II

Schon vor rund 3500 war die Zuckerkrankheit bekannt, vor allem in Ägypten und da wiederum bei den höheren Kasten, denen es besser ging als den einfachen Leuten. Es sind die Einflüsse von Überernährung, Übergewicht und Bewegungsmangel, die sich da zu einem unheilvollen Konglomerat zusammenfügen und als Stoffwechselkrankheit in einem absoluten oder relativen Insulinmangel bemerkbar macht. Die Folge sind dauerhaft hohe Blutzuckerwerte, wenn nicht etwas dagegen unternommen wird.

Ist es nicht so? Unser aller Gedankenlosigkeit ist die eigentliche Ursache für den traurigen Rekord an Altersdiabetikern in unserem Lande. Wenn wir daran etwas ändern wollen, müssen alle mitziehen. Der einzelne Konsument ebenso wie die Nahrungsmittelindustrie und der Handel. Aber auch die Medien haben eine Verantwortung. Dabei geht es nicht nur um die Verbreitung von Informationen über Diabetes.

Auch die Medien haben Verantwortung

Wenn beispielsweise die Fernsehköche in zahlreichen Fernsehsendungen uns ständig ihre kalorienreichen und übertrieben süßen Speisen vorkochen, uns so die Lust auf ungesundes Essen per Farbbild näher bringen, dann fragt man sich, wo denn hier noch Verantwortung übernommen wird. Die Ausrede, man koche ja nicht für Kranke sondern für Gesunde, zieht nicht, wenn viele der heute noch gesunden Zuschauer etwas später doch zu Diabetikern werden.

Kurze Beine = Diabetes?

Man weiß ziemlich genau, dass etwa 80% der Altersdiabetiker übergewichtig sind, aber niemand weiß, wie viel Übergewicht man haben muss, um zuckerkrank zu werden. Sind es 5 kg, 10 kg oder mehr? Es ist nun einmal eine Tatsache, dass die meisten Männer und Frauen mit zunehmendem Alter etwas an Gewicht zulegen. Bei manchen sind es nur ein paar Pfund, bei anderen sind es mehr. War das nicht schon immer so, auch von Anbeginn der Zeiten an? Warum also, so muss man sich fragen, werden heutzutage so viele Menschen, die ein paar Kilo mehr auf die Wage bringen als ihr angebliches Normalgewicht es zulässt, zu Diabetikern?

Übergewichtige gab es zu allen Zeiten. Dementsprechend alt ist auch die Kenntnis vom Diabetes.

Eine recht eigenwillige Erklärung für das Entstehen von Diabetes konnte man kürzlich in der Presse lesen. Eine Untersuchung an der Universität Bristol, an der 2512 Probanten teilnahmen, kam zu dem Ergebnis, dass Männer mit kurzen Beinen ein höheres Risiko haben an Diabetes oder an einer Herzkranzgefäß-Verengung zu erkranken als großgewachsene Männer mit langen Beinen. Dabei stellte sich heraus: Je kürzer die Beine, umso schlechter konnte das Insulin von den Körperzellen genutzt werden, so dass Diabetes die Folge war. Außerdem wurde bei den kurzbeinigen festgestellt, dass sie viel häufiger unter einem erhöhten Cholesterin-Spiegel leiden und der fördert bekanntlich Herzinfarkt und Schlaganfall.

Ob man aus einer Untersuchung schon eine Norm ableiten kann?

Daddy Langbein kann sich freuen, denn er hat alle Chancen, das Alter ohne Diabetes zu überstehen!

11

Liegt die Zukunft der Diabetes-Therapie in der Gen-Forschung?

Die Mediziner haben noch eine recht bequeme Erklärung parat. Sie lautet in etwa so: Viele Typ II-Diabetiker haben bereits einen zuckerkranken Elternteil. Und das soll nun alles erklären, Vererbung der Gene und so weiter? Woher hat aber der zuckerkranke Elternteil seinen Diabetes, wiederum von seinen Eltern? Schon viel besser lässt sich die Suche nach den Ursachen für Diabetes mit den seit dem zweiten Weltkrieg geänderten Essensgewohnheiten erklären. Es gibt keinen Zweifel: Wir essen zu viel und zu ungesund. Die Glukose- und Fettproduktion im Körper läuft auf Hochtouren, während wir uns gleichzeitig im Gegenzug zu wenig bewegen. Wir nehmen mehr Kalorien auf als wir abarbeiten und produzieren mehr Glukose als wir benötigen.

Alles richtig und doch bleibt ein etwas unsicheres Gefühl zurück, denn wer kennt nicht den 70-jährigen Dicken von nebenan, der ganz selbstverständlich seinen gesteigerten Bauchumfang wie eine Trophäe vor sich herschiebt, oder die Dicke, die mit ihren prallen Hüften die Treppe hoch keucht, aber für die Diabetes überhaupt kein Thema ist? Wie erklärt sich denn das, wieder mit den Eltern, von denen halt keiner Zucker hatte oder was?

Ob wir es nun wahrhaben wollen oder nicht, bislang gibt die Entstehung von Altersdiabetes immer noch Rätsel auf. Vielleicht bringt eine Äußerung der WHO etwas mehr Klarheit:

Auch Stress und Medikamente fördern den Diabetes.

„Falsche beziehungsweise Überernährung und zu geringe körperliche Beanspruchung, Operationen, Entzündungen, Schwangerschaft und Fieber begünstigen Diabetes ebenso wie die Einnahme bestimmter Medikamente (z.B. Cortisol). Auch Aufregung bedingt die Ausschüttung des Hormons Adrenalin, eines Gegenspielers des Insulins. Die Injektion von zu wenig Insulin oder zu kurze Intervalle zwischen Injektion und Nahrungsaufnahme beeinträchtigt die Stabilität der Blutzuckerwerte. Das Gleiche gilt bei unregelmäßiger oder versäumter Tabletteneinnahme."

Liegt in dieser Feststellung der WHO die ganze Wahrheit über die Entstehung von Altersdiabetes? Danach kann man davon auszugehen, dass alle ältere Menschen sowieso einen viel zu hohen Blutzuckerspiegel haben, der permanent hart an der Grenze zum Ausbruch einer Stoffwechselentgleisung liegt. An den einen, die nicht so sehr unter Stress stehen, geht der „Kelch vorbei" und die stressgeplagten, die dazu noch zu dick und von mir aus auch zu kurzbeinig sind, werden unweigerlich zum Diabetiker.

Viele ältere Menschen ab 60 leben hart an der Grenze zum Diabetes.

Welcher Diabetes-Typ sind Sie?

Wie kompliziert das Thema Diabetes ist, wird an der neuen Typen-Einteilung der WHO deutlich. Die meisten Menschen, die sich über Diabetes informieren, erfahren nur etwas über den Typ 1 und den Typ 2, aber in Wahrheit gibt es vier verschiedene Typen, die wiederum in zahlreiche Untergruppen eingeteilt werden. Es sind dies:

Typ 1
Beim Typ 1, dem früher als jugendlich bezeichneten Diabetes, liegt nach Ansicht der Mediziner ein vollständiger Insulin-Mangel vor, der durch die Zerstörung der B-Zellen (Inselzellen) der Bauchspeicheldrüse, die normalerweise das Insulin produzieren, hervorgerufen wird.

Aber schon hier unterscheidet man zwei Untertypen, nämliche den Typ 1 A, den man als immunologisch vermittelten Diabetes bezeichnet, der als Immunantwort des Körpers durch Viren hervorgerufen wird. Als Typ 1 B bezeichnet man einen selbstständig auftretenden Diabetes ohne erkennbare Ursache. In beiden Fällen versagen also die B-Zellen der Bauchspeicheldrüse ihren Dienst, indem sie ihre Insulinproduktion ganz einstellen.
Abhilfe bringt nur das von außen in den Körper zugeführte Insulin, was im Augenblick immer noch nur durch Injektionen möglich ist.

Oft ist keine klare Trennung zwischen den Diabetes-Typen möglich.

13

Typ 2

Beim Typ 2, dem Altersdiabetes, von dem hier die Rede ist, sind zwei Faktoren maßgeblich. Einmal tritt überwiegend eine Insulinresistenz der Gewebezellen auf, d.h. das von der Bauchspeicheldrüse produzierte Insulin wird nicht mehr angenommen, so dass die überschüssige Glukose im Blutkreislauf zirkuliert und zum anderen liefern die teilweise zerstörten B-Zellen der Bauchspeicheldrüse wegen jahrelanger starker Beanspruchung nicht mehr genügend Insulin. Es tritt ein Insulinmangel auf, der zu hohem Blutzuckerspiegel führt.

Typ 3

Die Liste der Diabetes-Typen wird immer länger. Doch es fällt auf, dass im Gegenzug die Liste der zur Therapie geeigneten Medikamente sich fast nicht ändert.

Die WHO nennt aber noch einen weiteren Diabetes-Typ, der als Sammelgruppe zahlreiche Untergruppierungen enthält, die aber bei weitem nicht so bekannt sind wie Typ 1 und 2.

So macht man für den Typ 3A eine genetische Schädigung der B-Zellen verantwortlich, beim Typ 3B behindern genetische Defekte die Insulin-Wirkung, beim Typ 3C macht man Krankheiten verantwortlich, die zu einer Absonderung von Bauchspeichel-Drüsensekret führt, bei Typ 3D sind es Krankheiten, die durch eine hormonelle Störung entstehen, beim Typ 3E entsteht Diabetes durch Drogen oder Chemikalien, der Typ 3F ist gekennzeichnet durch Entstehen eines Diabetes in Folge von Infektionen, bei 3G sind es seltene, immunologisch vermittelte Formen von Diabetes und schließlich macht man andere (unbekannte) genetische Syndrome verantwortlich.

Typ 4

Letztlich bildet der Typ 4, der manchmal auch als Schwangerschafts-Diabetes bezeichnet wird, eine eigene Gruppe. Hier unterscheidet man zwischen einer zu geringen Produktion von Insulin durch die B-Zellen der Bauchspeicheldrüse und einer zwar normalen

14

Insulinproduktion, die aber wegen Übergewicht nicht mehr ausreicht. Auch dieser Diabetes-Typ ist allgemein kaum bekannt.

Warum die Ursachen für die Entstehung eines Diabetes so wichtig sind, wird schnell klar, wenn man berücksichtigt, dass viele Diabetiker vielleicht falsch behandelt werden, weil nur an den Symptomen herumgedoktort wird, nicht aber an den eigentlichen Ursachen.Die Zukunft wird zeigen, ob es Querverbindungen der einzelnen Diabetes-Typen gibt und wenn ja, wie die Diabetes-Therapie der Zukunft aussehen wird. Solange diese Frage nicht zufriedenstellend geklärt ist, wird alles beim alten bleiben, sehr zur Freude der Insulin- und „Zuckertabletten" produzierenden Pharmaindustrie.

Ist wirklich nur die seit Generationen praktizierte falsche Ernährung an allem schuld, wie die Naturkost-Anhänger glauben?

Die Waage ist für die meisten Altersdiabetiker ein wichtiges Kontroll-Instrument zur Bestimmung des Körpergewichts und eventuell auch des Körperfetts.

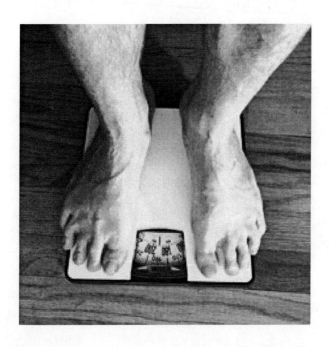

2. Kapitel

Der unentdeckte Anfang

Es klingt fast unglaublich, aber es ist so: Wenn vom Arzt Diabetes mellitus 2 diagnostiziert wurde, gibt es bereits ein Vorstadium dieser Krankheit, das über einen Zeitraum von 15-25 Jahre, seine unheilvolle Wirkung im Stoffwechselprozess des Betroffenen entfaltet hat. Dieses Stadium nennt man Insulinresistenz und beruht darauf, dass Körperzellen für das von der Bauchspeicherdrüse produzierte Insulin unempfindlich geworden sind. Ursache kann nach konventioneller Mediziner-Meinung Vererbung oder Übergewicht und Bluthochdruck sein.

Dieses nicht erkannte Frühstadium ist oft die Ursache für Herzschwäche und Herzinfarkte junger Menschen. Leider, das beklagen auch viele Mediziner, richten sich Therapien für Herz und Kreislauf selten nach dem „schwelenden" Diabetes, der meist erst viel später ausbrechen wird.

Erst beim Erreichen des zweiten Stadiums vor dem eigentlichen Ausbruch von Diabetes, das meist 5-7 Jahre vorher eintritt, kann man mit Sicherheit durch einen vom Arzt durchgeführten Glukose-Toleranztest die Stoffwechselerkrankung erkennen. Wenn in diesem Stadium ein Diabetes festgestellt wird, treten auch schon die ersten Folgeschäden zutage. Sicher ist, dass hier noch die wichtigste aller Gegenmaßnahmen, nämlich die Gewichtsreduzierung, zum vollen Erfolg führt. Wenn das Gewicht dann auch gehalten wird, ist oft keine medikamentöse Behandlung notwendig und auch die Folgeschäden lassen sich meist noch ohne größeren Aufwand korrigieren.

Wird also bei einem 50-jährigen Mann oder einer Frau Diabetes festgestellt, so tritt bereits im Alter von etwa 25 Jahren eine Insulinresistenz auf.

Im Alter von etwa 43 Jahren beginnt das 2.Stadium, das darin besteht, dass die Bauchspeicheldrüse ihre Insulin-Produktion nach und nach zurückschraubt und dadurch der Blutzuckerspiegel ansteigt. Erst in diesem Stadium könnte man die Krankheit durch den erwähnten Glukosebelastungstest erkennen. Diesen Test sollten vor allem jene bei ihrem Hausarzt durchführen lassen, bei denen ein Elternteil an Diabetes erkrankt war oder die merklich unter Übergewicht leiden. Der Toleranztest wird vom Arzt folgendermaßen durchgeführt.

Zunächst wird der Nüchtern-Blutzucker bestimmt; dann bekommt der Patient eine konzentrierte Zuckerlösung (75 g gelöste Glukose) zu trinken. Nach zwei Stunden misst der Arzt erneut den Blutzucker und prüft damit, ob die Bauchspeicheldrüse noch zufriedenstellend reagiert, d.h. ob sie genügend Insulin herstellt bzw. wie schnell der Körper eine größere Menge Glukose abbaut. Da mit einer Messung ein erhöhter Blutzuckerwert noch kein eindeutiger Beweis für Diabetes ist, muss der Test wiederholt werden. Daran schließt sich dann meist ein weiterer Test an, um das Blutzucker-Tagesprofil zu ermitteln. Dabei wird wieder der Nüchtern-Blutzucker bestimmt, zwei weitere Messungen werden im Tagesverlauf jeweils eine Stunde vor und zwei Stunden nach den Mahlzeiten durchgeführt.

Bis zum heutigen Tag erfolgen die geschilderten Tests beim Arzt, weil der Patient Veränderungen an sich selbst feststellt, die er oft überhaupt nicht mit der Zuckerkrankheit in Verbindung bringt. Solche Zeichen der Veränderung können sein:

1. Merklich nachlassende Leistungsfähigkeit im Beruf oder im Haushalt

2. Unerklärliche Müdigkeit

3. Ständiger quälender Juckreiz, besonders auf der Kopfhaut oder an den Fingern

Erst langsam beginnt man zu begreifen, dass eine Vorsorgeuntersuchung zur frühen Erkennung eines Diabetes immer wichtiger wird.

17

4. *Bisher nicht bekannte Neigung zur Bildungen von Furunkeln.*

5. *Täglich wiederkehrende Heißhungerattacken, vor allem am Nachmittag.*

6. *Übermäßiger Durst und trockener Mund, besonders nachts, der zum Konsum von bis zu 5-6 Litern Flüssigkeit innerhalb 12 Stunden führen kann.*

7. *Häufiges Wasserlassen, vor allem nachts, mit Intervallen zwischen 30 und 60 Minuten.*

8. *Starker Gewichtsverlust, der oft spät als krankhaft erkannt wird*

9. *Schlechte Wundheilung bei Verletzungen.*

10. *Erhöhte Infektanfälligkeit, z.B. schwer behandelbare Harnwegsinfektionen bei Frauen und Männern.*

11. *Plötzlich auftretende Sehstörungen mit Umkehr der Sehfähigkeit, d.h. ein weitsichtiger wird kurzsichtig und ein kurzsichtiger wird weitsichtig.*

12. *Große Probleme durch sehr harten und festen Stuhlgang, oft verbunden mit blutenden Hämorrhoiden.*

Viele ältere Menschen glauben immer noch, man brauche bei Diabetes nur keine süßen Sachen mehr zu essen und schon sei wieder alles in Ordnung.

Diese Symptome müssen nicht alle auf einmal auftreten, meist machen sie sich erst nach und nach bemerkbar. So wird der Gewichtsverlust auf andere Ursachen zurückgeführt, z.B. auf sportliche Aktivitäten, geringere Nahrungsaufnahme oder verstärkte körperliche Arbeit (z.B. Gartenarbeit usw.) Es ist keine Seltenheit, dass bei einem Übergewicht von 25 kg bereits 10 kg Verlust eingetreten sind, bevor der Betroffene davon etwas bemerkt.

Das ist mit ein Grund, warum viele Betroffene sehr spät zum Arzt kommen. Eine zu spät einsetzende Behandlung führt jedoch in aller Regel zu den gefürchteten Folgeerkrankungen von Diabetes. Das Problem dabei ist, dass manche dieser Folgen sich nur allzu oft mit schulmedizinischen Mitteln nicht mehr oder nur sehr schwer therapieren lassen. Manche Patienten glauben sogar, man brauche nur den Blutzuckerspiegel „richtig" einzustellen und schon sind alle Probleme gelöst. Erst langsam setzt sich dann die Erkenntnis durch, dass das nicht oder nur bedingt der Fall ist.

Die Stoffwechselentgleisung

Wenn nicht gerade bei einer Routineuntersuchung oder durch einen Glukosebelastungstest ein erhöhter Blutzuckerspiegel festgestellt wird, erkennt man Diabetes leider oft erst, wenn es zu einer sogenannten „Stoffwechselentgleisung" kommt. Dieser Ausdruck aus der Medizin bedeutet, dass die Glukosewerte im Blut weit über das normale Stadium angestiegen sind. Als normal werden aktuell Blutzuckerwerte wischen 65-126 mm/dl für den nüchternen Zustand und 126-200 mm/dl für den gemessenen Wert 2 Stunden nach den Hauptmahlzeiten angesehen. Dabei können die im Harn gemessenen Glukosewerte weit über 200 mg/dl (2000 mg/dl und mehr sind keine Seltenheit) liegen. Laut einer mehrfach geänderten Verlautbarung der Weltgesundheitsorganisation kann heutzutage ein Diabetes diagnostiziert werden, wenn ein Gelegenheitsblutzucker über 200 mg/dl vorliegt oder ein Nüchtern-Plasma-Glukosewert über 126 mm/dl gemessen wird. Dabei ist ein wichtiges Merkmal die Wiederholbarkeit, d.h. diese Werte müssen bei folgenden Blutuntersuchungen mehrfach gemessen werden.

Im Laufe der Zeit haben sich die Wertangaben für den als krankhaft geltenden Glukosegehalt im Blut mehrfach geändert. Nach Ansicht von Experten ist hierüber immer noch nicht endgültig entschieden.

Oft bleibt es nicht bei einem hohen Glukosewert. Durch den Abbau des Fettgewebes kommt es zu einer **Übersäuerung** des Blutes und des Gewebes (Ketoazidose), die zu einem lebensbedrohenden diabetischen Koma führen kann. Durch einen Harntest, der mit Teststreifen vom Arzt oder auch vom Patienten durchgeführt wird, werden **Ketonkörper** nachgewiesen, die normalerweise nichts im Urin zu suchen haben. Gleichzeitig tritt oft eine **Erhöhung der Harnsäurewerte** (Hyperurikämie) auf, die das erste Anzeichen für eine **Gichtgefährdung** ist. Eine Erhöhung der Harnsäurewerte muss durch einen Bluttest nachgewiesen werden. Bei hoher Harnsäurekonzentration entstehen Harnsäurekristalle, die sich vorzugsweise in den Gelenken ablagern und dort Entzündungen hervorrufen. So entsteht entweder Gicht oder auch die noch weit mehr gefürchtete **Gichtniere** mit der Bildung von Nierensteinen.

Die direkten Begleiterscheinungen von Diabetes können sehr umfangreich und schwerwiegend sein. So kann eine starke Übersäuerung zum Tod führen.

Ein Harnsäure-Wert über 9 mg/dl gilt als Grenzwert, darüber hinaus sind **Gicht oder Gichtniere** vorprogrammiert. Der pH-Wert des Harns sackt in den sauren Bereich um 4-4,5 pH ab.

Damit nicht genug kommt es vor, dass sich noch eine **Harnwegsinfektion** einstellt. Solche Infektionen tauchen immer wieder auf, auch nach der optimalen Einstellung des Blutzuckers; außerdem sind sie oft schwer behandelbar. Die Therapie mit Antibiotika kann sich über Monate hinziehen.

Jedes einzelne Symptom kann für sich gesehen schon eine Reihe von kurzfristigen, mittelfristigen Komplikationen und Spätschäden hervorrufen. Mit Sicherheit treten solche Schäden aber auf, wenn mehrere der geschilderten Symptome zusammenkommen. Kurzfristig treten auf: Zu niedrige Blutzuckerwerte wegen zu hoch dosierter Tablettenbehandlung (Hypoglykämie) mit Zittrigkeit, Schweißausbrüchen, Schwindelgefühlen und Verwirrtheit. Ebenso kann es schnell zu verschwommenem Sehen kommen. Diese kurzfristigen Komplikationen verschwinden meist mehr oder weniger schnell allein durch eine gute Einstellung der Blutzuckerwerte.

Unter den mittelfristigen Komplikationen versteht man diabetische Nervenschädigungen, wie etwa Taubheitsgefühle, Kribbeln, Überempfindlichkeit der Haut oder Schmerzen vor allem in den Beinen und Füßen. Auch diese Symptome verschwinden oft durch die richtige Einstellung der Blutzuckerwerte, müssen aber meist noch zusätzlich medikamentös behandelt werden.

Bei den weitaus meisten Diabetikern vom Typ II sind bereits bei der Stellung der Diagnose Diabetes mellitus II Spätkomplikationen eingetreten. Solche Spätschäden treten, wie der Name schon verrät, oft erst Wochen nach einer Stoffwechselentgleisung auf und erfordern intensive Therapiemaßnahmen. Das Problem ist: Es können Medikamente nötig sein, deren Einnahme über einen längeren Zeitraum wiederum Nebenwirkungen erzeugen und beispielsweise die Leber schädigen.

Zu niedrige Blutzuckerwerte durch eine zu hohe Insulin- oder Medikamentendosis verursachen Symptome, die einem betrunkenen Zustand ähnlich sind. Deshalb sollten Diabetiker immer einen Ausweis mit sich führen, der über ihre Krankheit Auskunft gibt.

Im einzelnen kennt man folgende Spätschäden:
Als **Makroangiopathie** bezeichnet man eine Durchblutungsstörung der großen Gefäße, die für Herzinfarkte, Schlaganfälle und arterielle Verschlusskrankheiten verantwortlich ist. Neben dem Rauchen und dem Bewegungsmangel ist Diabetes, vor allem in Kombination mit weiteren Risikofaktoren wie Bluthochdruck und Störungen des Fettstoffwechsels, an deren Entstehung beteiligt. Manche Mediziner vertreten die Auffassung, dass die meisten Herzinfarkte und Schlaganfälle bei älteren Menschen entweder auf nicht erkannten oder zu spät behandelten Altersdiabetes zurückzuführen ist. Bei Feststellung einer Makroangiopathie wird diese zusätzlich zur Einstellung der Blutzuckerwerte durch Medikamente behandelt.

Unter **Mikroangiopathie** versteht man eine Durchblutungsstörung der kleinen Blutgefäße. Das bekannteste Beispiel ist die **Retinopathie,** eine durch Diabetes ausgelöste Durchblutungsstörung der Netzhaut der Augen. Dadurch wird das Sehvermögen beeinträchtigt, was nach und nach oft bis zur Erblindung führt. Als **Nephropathie** bezeichnet man eine Zerstörung der kleinen Blutgefäße der Nieren (Glomeruli). Dieser Vorgang kann dann zu einem völligen Nierenversagen führen, so dass der Diabetiker entweder zum Dialyse-Patienten wird oder zu einem Transplantations-Kandidaten, der oft jahrelang auf eine Spenderniere wartet. Innerhalb von 10 Jahren entwickeln 20% aller Altersdiabetiker ein chronisches Nierenversagen.

Rechtzeitig behandelt läßt sich eine Erblindung vermeiden!

Die **periphere Neuropathie** ist eine nervenbedingte Störung des Temperatur- und Schmerzempfindens. Sie tritt meist als Empfindungsstörung an beiden Füßen auf und als Spätfolge kostet die Vernachlässigung des sogenannten „Diabetischen Fußes" viele Menschen den Fuß durch Amputation. Immerhin kommt es in Deutschland Jahr für Jahr zu rund 36000 Neuerkrankungen an peripheren Neuropathien und davon werden etwa 28000 Fußoperationen durchgeführt, die letztlich auf Diabetes zurückzuführen sind.

Unfassbar: Jahr für Jahr werden nach offiziellen Angaben in Deutschland zwischen 27000 bis 28000 Füsse als Folge von Diabetes amputiert.

Wenn Sie weiterlesen, erfahren Sie, wie sich diese Zahl mindern läßt.

Sobald der Arzt Diabetes mellitus II diagnostiziert hat, gehört der Altersdiabetiker zu den chronisch Kranken. Das Urteil ist deprimierend, doch man sollte deshalb nicht gleich aufgeben!

Abgesehen von diesen organischen Komplikationen sollte man die seelischen nicht vergessen. Es ist für jeden Betroffenen ein schwerer Schicksalsschlag, wenn ihm vom Arzt die Diagnose Diabetes mellitus II gestellt wird. Da tröstet es auch nicht viel, dass Typ I - Diabetiker noch viel schlimmer dran sind, weil sie ab sofort ohne Insulinspritze nicht mehr leben können. Es gibt einschneidende Veränderungen im Lebenswandel des Betroffenen. Ab sofort sind Süßigkeiten jeder Art für ihn tabu. Bei Übergewicht muss er über eine Diät sein Gewicht reduzieren und dieses dann auch sein Leben lang halten. Er muss ab sofort mehrmals am Tag sogenannte orale Antidiabetika in Tablettenform einnehmen und ihre früher oder später auftretenden Nebenwirkungen verkraften und schließlich wird er gezwungen sein, auch das Rauchen und vor allem das Alkohol trinken weitgehend einzustellen. Das ist besonders wichtig, weil bei vielen Diabetikern auch die Leber durch eine Fettstoffwechselstörung in Mitleidenschaft gezogen ist.

Das ist aber nicht alles. Es handelt sich hierbei lediglich um die unabdingbaren Notwendigkeiten, ohne die eine erfolgreiche Behandlung von Diabetes nicht machbar ist. Hinzu kommen dann die Probleme mit den mittelfristig und den spät auftretenden Folgeerkrankungen. Während sich die kurzfristig auftretenden Symptome bei guter Stoffwechseleinstellung bald wieder zurückziehen, bleiben dem Kranken die langfristigen Probleme meist ein Leben lang erhalten. Es ist schon deprimierend, wenn der behandelnde Arzt bei der Beurteilung der Blutuntersuchung lapidar mitteilt, dass die bereits eingetretenen Nierenschäden nicht medikamentös behandelt werden können, da es für die Reparatur des Filtersystems der Nieren kein Medikament gibt. Ob dann die optimale Einstellung von Blutzucker und Blutdruck ausreicht, den fortschreitenden Prozess der Nierenschädigung zu stoppen, ist zumindest fraglich, da viele Altersdiabetiker nach einiger Zeit zur Blutwäsche gezwungen und Spendernieren für eine Transplantation rar sind.

Wer an die „Dialyse" muss, dessen Leben hängt von einem technischen Gerät ab. Bevor es soweit kommt, sollte man alle anderen Möglichkeiten ausnutzen!

3.Kapitel

Die alternative Selbstbehandlung

Vor der Besprechung alternativer Behandlungsmethoden von Altersdiabetes muss ich darauf hinweisen, dass die weitaus meisten, der hier vorgestellten Mittel und Geräte, aus eigener Tasche bezahlt werden müssen. Die Krankenkassen zahlen in der Regel nur konventionelle Medikamente, die als solche anerkannt sind. Allerdings benötigen Sie bei geschicktem Einsatz der hier vorgestellten Alternativen die meisten Arzneien lediglich zwischen 1 bis 3 Jahre. Die Grundvoraussetzung dabei ist, dass Sie innerhalb dieses Zeitrahmens Übergewicht abbauen und auf Normalwerte zurückführen können. Sobald das Körpergewicht reduziert ist und auch weiter gehalten wird, benötigen viele Altersdiabetiker keine Arzneimittel mehr, jedenfalls nicht zur Blutzucker-Einstellung. Empfehlenswert ist aber weiterhin die Einnahme von Vitaminprodukten, wenn der benötigte Vitaminspiegel nicht durch den Verzehr geeigneter Nahrungsmittel erreicht werden kann, was bei normaler Ernährung kaum der Fall sein dürfte.

Wenn die Bauchspeicheldrüse noch genügend Insulin produziert, kann eine Gewichtsreduzierung ausreichen, um von den „Zuckertabletten" weg zu kommen.

Rohkost als Diabetes-Therapie?

Bevor wir zu den alternativen Behandlungsmitteln kommen, muss noch auf eine andere Möglichkeit der Therapie hingewiesen werden. Es handelt sich dabei um die Rohkost- oder Frischkostdiät, wie sie beispielsweise von dem im Jahr 2001 verstorbenen Ernährungswissenschaftler Dr.med.Bruker forciert wurde. Danach soll der Diabetiker vor jeder warmen Mahlzeit ein Rohkost-Salat essen, der zusammengestellt wird aus unterirdisch und überirdisch angebautem Gemüse. Zu den warmen Mahlzeiten darf der Diabetiker allerdings kein tierisches Eiweiss verzehren, er muss also auf Fleisch und Fisch vollständig verzichten.

Achtung! Die Vitamine des B-Komplexes sind für jeden Diabetiker besonders wichtig. Denken Sie daran, denn viele Ärzte klären oft nicht darüber auf!

Des weiteren kommkt noch ein Frischkorngericht hinzu, das aus selbstgemahlenem Vollkornmehl hergestellt wird, um alle Vitalstoffe aufzunehmen. Ansonsten ist nach dieser Methode bis auf Zucker und Zuckerprodukte eigentlich alles erlaubt.

Dr. Bruker stellt in seinem Buch „Diabetes, Die Zuckerkrankheit-Ursachen und biologische Behandlung" dar, dass sich durch diese Kostumstellung eine medikamentöse Behandlung erübrigt. Das trifft nach seiner Meinung zumindest auf die leichteren Fälle von Altersdiabetes zu. Mit dieser Ansicht stossen die Anhänger einer Frisch- bzw. Rohkosternährung auf wenig Gegenliebe bei ihren Kollegen von der Sparte Schulmedizin. Vor allem die These von Bruker, die Folgeerkrankungen von Diabetes seien **nicht** auf einen zu hohen Blutzuckerspiegel zurückzuführen, sondern auf eine lebenslang praktizierte zu reichhaltige Mast mit tierischem Protein, ist wohl mißverstanden worden. Solche Ansichten widersprechen natürlich der medizinischen Lehrmeinung, die vordergründig davon ausgeht, dass es die Verzuckerung der Gefäße ist, die in Verbindung mit einer Übersäuerung des Gewebes zu den gefürchteten Folgeerkrankungen führt.

Für die Behandlung einer „mittelschwere Form von Diabetes", die von Bruker in den Blutzuckerwert zwischen 120 und 180 mg/dl eingeordnet wird (was wohl auf die meisten Altersdiabetiker zutrifft), wird zusätzlich eine stärkere Einschränkung der kohlehydrathaltigen (zuckerbildenden) Nahrungsmittel vorgeschrieben. Sonst gilt auch hier das Prinzip der Frischkost, d.h. der Rohkostsalate.

Ein weiterer Unterschied zur Lehrmeinung besteht darin, dass auf rohe Gemüse keine Kohlehydratberechnung in Form der Anrechnung von Broteinheiten (BE) vorgenommen werden kann. Nach schulmedizinischer Ansicht wird bei der Anrechnung von BE kein Unterschied zwischen rohem und gekochtem Gemüse gemacht. Lediglich einige Gemüse und Salate mit geringem Kohlehydrat-Anteil werden nicht angerechnet.

Das sind beispielsweise Broccoli, Blumenkohl, die gängisten Pilzsorten, Chicoreé, Chinakohl, alle Salate, Gurken, Kohlrabi, Rettiche und Radieschen, Rhabarber, Sauerkraut, Spargel, Spinat, Tomaten, Weißkohl, Wirsing und Zucchini. Unabhängig hiervon gibt es eine Reihe von Gemüsen, bei denen ein Verzehr bis zu 200 Gramm nicht auf die BE angerechnet werden muss. Laut Dr. Bruker kann sogar ein insulinpflichtiger Diabetiker bei Einhaltung einer strengen Rohkostdiät nach einiger Zeit entweder die Insulin-Dosis reduzieren oder sogar ganz auf Insulin verzichten.

Es bleibt Ihnen überlassen, ob Sie von dieser Möglichkeit der alternativen Behandlung von Altersdiabetes Gebrauch machen wollen. Wenn Sie an der Bruker-Methode interessiert sind, dann wenden Sie sich am besten an die Internet-Homepage der „Gesellschaft für Gesundheitsberatung GGB", die von Dr. Bruker in Lahnstein gegründet wurde. (*www.ggb-lahnstein.de*) Dort werden Kurse und Seminare über das Thema abgehalten und auch eine Zeitschrift wird herausgegeben.

Wie man auch immer über die Bruker-Methode denken mag, eines ist sicher: Mit Rohkost füllt man seinen Vitamin- und Mineralienbedarf auf und außerdem nimmt man schneller ab.

Bei der weiteren Darstellung der alternativen Mittel und Geräte zur Behandlung von Altersdiabetes gehen wir am besten schrittweise vor, so als ob als Beispiel ein älterer Mensch, Mann oder Frau, an Diabetes mellitus II erkrankt sei und dabei alle denkbaren zusätzlichen Krankheitsbilder durchläuft.

Schritt 1:
Mit Bierhefe gegen die Zuckerentgleisung

Es ist eine Tatsache, dass Hefe den Blutzuckerspiegel während einer Zuckerentgleisung schlagartig abzusenken vermag. Es spielt dabei keine Rolle, ob dazu einfache Bäckerhefen oder Bierhefe eingesetzt werden. Es wird aber Bierhefe empfohlen, weil sie in Tablettenform problemlos eingenommen werden kann und weil sie die meisten Vitamine des B-Komplexes in sich trägt.

Die B-Vitamine sind eine sehr wichtige Unterstützung für den geschwächten Körper des Diabetikers, besonders wenn er sich noch im Stadium der Zuckerentgleisung oder kurz danach befindet. Das gilt nicht nur für den Altersdiabetiker sondern auch für Typ I.

So liefert das in der Bierhefe enthaltene **Vitamin B1**, auch als Thiamin bekannt, genügend Energie für das Nervensystem und das Gehirn, sorgt für eine bessere Weiterleitung von Nervenimpulsen im ganzen Körper, unterstützt die Lernfähigkeit, das Gedächtnis, die Konzentration und das im Alter ohnehin nachlassende Reaktionsvermögen. B1 ist aber auch beteiligt an der Produktion von Serotonin, der als Botenstoff für Ausgeglichenheit und innere Ruhe sorgt und somit häufig zu beobachtende aggressive Verhaltensweisen und Schlafstörungen abbaut.

Sollten Sie aus irgendeinem Grund nicht an Bierhefe-Tabletten herankommen, so reicht auch einfache Bäckerhefe, entweder frisch in Würfelform oder auch als Trockenpulver.

Ebenfalls reichlich in Bierhefe enthalten ist das **Vitamin B 2**, auch Riboflavin genannt. Dieses Vitamin dient zum Energie-Aufbau in den Körperzellen. Es liefert sozusagen den Kraftstoff für die Zellen. Außerdem ist dieses Vitamin für den Diabetiker besonders wichtig, weil es mithilft die Fettverbrennung zu steigern und somit in Verbindung mit anderen Vitaminen und Vitalstoffen Übergewicht abbaut. Aber auch für die Augen ist B 2 wichtig, denn es ist in der Lage eine Linsentrübung, wie sie beim sogenannten „Grauen Star" eintritt, zu vermeiden. Wer etwa 3 x 4 Bierhefetabletten pro Tag zu sich nimmt, dazu noch 1 L Milch trinkt, liegt auf der sicheren Seite. Wer keine Milch trinkt, sollte zusätzlich B2-Vitamintabletten einnehmen.

Riboflavin ist besonders wichtig für die Augen.

Genau wie B2 ist auch Niazin bzw. **Vitamin B3** ein Fettkiller, der auf natürliche Weise das Blutfett senkt. Es ist in der Lage, die Triglyzerid-Werte und das schlechte LDL-Cholesterin zu senken, gleichzeitig aber den guten HDL-Cholesterin-Wert zu steigern. Mit 12 Bierhefe-Tabletten und 2 Tassen Kaffee am Tag ist ihr B3-Bedarf gedeckt. Siehe dazu auch das Kapitel mit dem Titel „Übergewicht reduzieren!"

Niazin senkt wirkungsvoll die Blutfettwerte.

26

Enorm wichtig für den Diabetiker ist die ausreichende Zufuhr von **Vitamin B6** bzw. Pyridoxin. Dieses Vitamin ist für die Verwertung von Nahrungs-Eiweiß zuständig, am Aufbau aller Eiweiß-Strukturen im Körper und der Stärkung des Immunsystems beteiligt. Es baut Nervenbotenstoffe auf und das schädliche Homocystein (mitverantwortlich für Herzinfarkte) ab. Ohne Vitamin B6 kann unser Körper Eiweiß nicht verwerten und er scheidet es über den Urin wieder aus. Wird beispielsweise bei einer Harnuntersuchung Eiweiß festgestellt, so kann das auch an einem Vitamin B6-Mangel liegen.

Pyridoxin stärkt das Immunsystem.

Vitamin B5 oder Pantothensäure ist besonders wichtig für den Energiestoffwechsel im Gewebe. Außerdem ist es am Ab- und Umbau von Fetten, Kohlehydraten und Eiweißen beteiligt. Alle Diabetiker haben einen erhöhten Bedarf an B5.

Pantothensäure und Biotin regeln den Stoffwechsel.

Vitamin B8, auch Biotin genannt, ist an der Bildung von Muskelglykogen und Glukose zur Regulierung des Blutzuckers beteiligt und ist unerlässlich zur Bildung von Hormonen.

In der Bierhefe fehlen noch zwei Vitamine, auf die der Diabetiker nicht verzichten und deshalb zusätzlich einnehmen sollte. Das ist einmal die Folsäure, die man als Folat und **Vitamin B9** klassifiziert. Dieser Vitaminbedarf kann nicht durch Nahrungsmittel gedeckt werden. Er ist bei einem Mangel zuständig für Herzinfarkte, Depressionen, Fehlgeburten und eine erhöhte Infektanfälligkeit.

Folsäure kann der Körper nicht selbst produzieren.

Zum anderen fehlt oft **Vitamin B12** bzw. Cobalamin bei Vegetariern. Das in der Leber produzierte und bereitgestellte Vitamin reicht bei normalem Fleischverzehr ein ganzes Leben lang. Ausnahme sind vor allem Altersdiabetiker, die an chronischen Magen- oder Darmkrankheiten erkrankt sind. Sie leiden bei einem Mangel des Vitamins an Depressionen, Gedächtnisverlust und Konzentrationsproblemen.

Cobalamin ist zuständig für die Psyche des Diabetikers.

27

Wenn bei Ihnen Altersdiabetes diagnostiziert wurde, der normalerweise mit oralen Antidiabetika (Tabletten) therapiert wird, so können Sie Ihrem Arzt vorschlagen, dass Sie zunächst mit **Bierhefe-Tabletten** anstatt „Zuckertabletten" versuchen wollen, die Entgleisung zu stoppen und den Blutzucker auf einen Normwert zu bringen.

Mit Bierhefe sinkt der Blutzuckerspiegel schnell ab und pendelt sich auf Normalwerte ein.

Ein Überprüfen des Blutzuckerspiegels ist aber unbedingt notwendig.

Dazu nehmen Sie am besten vor jeder der drei Hauptmahlzeiten **je 4 Tabletten** ein, also täglich insgesamt 12 Stück. Sie werden feststellen, dass innerhalb weniger Stunden der Blutzucker rapide absinkt, aber schließlich am gleichen, spätestens aber am nächsten Tag im Normalbereich liegt. Dieser schnelle Eingriff in den Stoffwechsel des Diabetikers wird von keinem anderen Mittel erreicht. Die meisten klassischen Antidiabetika brauchen dazu mehrere Tage, unter Umständen sogar Wochen, bis sich der Blutzuckerspiegel zufriedenstellend einpendelt.

Die Blutzucker-Kur mit Bierhefe können Sie ein paar Wochen fortführen. Es wird empfohlen, nicht über 6-8 Wochen Einnahme hinauszugehen, denn auch die Bierhefe hat ihre Nachteile.

Bekanntlich wird Hefe zur Gärung bei der Bier- oder Weinherstellung eingesetzt. Dabei wandelt die Hefe den im Most vorhandenen Zucker in Alkohol um, wobei bei diesem Gärungsprozess Kohlensäure frei wird. Der gleiche Vorgang spielt sich im Körper des Diabetikers ab. Die Bierhefe wandelt die im Blut vorhandene Glukose, die nicht von den Gewebezellen aufgenommen wurde, in Alkohol um. Als Nebeneffekt entsteht auch hier Kohlensäure und die wiederum erzeugt Blähungen. Vergleichbar ist der Vorgang mit der Herstellung eines Hefeteiges, der durch die Gärung und unter Wärmeeinwirkung „aufgeht" und die ursprüngliche Teigmasse leicht verdoppeln kann. Bei einer Einnahme von täglich 12 Hefetabletten kann man sich leicht vorstellen, wie stark die Blähungen werden können. Sie sind nicht nur für die Personen in der Umgebung des Diabetikers ein Ärgernis, sondern auch ein gesundheitliches Risiko für den Betroffenen selbst.

Nachteil der Bierhefe: Löst Blähungen aus!

Bei längerer Einnahme von Hefe kann sich ein „Bläh-bauch" bilden, d.h. der gesamte Bauchraum schwillt an und die Bauchdecke spannt sich wie bei einer Trommel. Das wiederum kann zusätzlich die Leber belasten und als Folge davon kann eine Fettstoffwechselstörung gefördert werden, was wiederum eine „Fettleber", d.h. eine Vergrößerung der Leber durch eingelagertes Fett bedeuten kann.

Bei einer Blutuntersuchung kann es dadurch zu einem recht „seltsamen" Ergebnis kommen, das oft auch von Ärzten falsch gedeutet wird. Bei einer Fett-stoffwechselstörung denkt jeder zuerst an eine Erhöhung der Cholesterin-Werte, das heißt Erhöhung des Gesamt-Cholesterins und erhöhte Werte im Verhältnis von „schlechten" LDL zum „gutartigen" HDL. Ein Diabetiker, der Vitamin B einnimmt, zeigt jedoch in den meisten Fällen normale Cholesterin-Werte, aber dafür hohe Triglyzerid-Werte. Der behandelnde Arzt wird zuerst daran denken, seinen Patienten zu ermahnen, keinen Alkohol mehr zu trinken. Wenn der Patient daraufhin beteuert, dass er schon seit Jahren keinen einzigen Tropfen mehr angerührt habe, glaubt man ihm nicht. Warum ist das so?

Es ist bekannt, dass Vitamin B in der Lage ist, den Cholesterin-Spiegel im Blut zu senken. Das ist ein weiteres großes Plus für die Vitamineinnahme, denn dadurch wird das Risiko für Herzinfarkt und Schlaganfall gesenkt. Warum aber die Triglyzerid-Werte im Blut selbst bei einem Normalgewichtigen oft zu hoch ausfallen, kann man nur vermuten. Offenbar genügen schon die durch die Hefegärung erzeugten geringen Mengen von Alkohol im Blut zur Bildung von Triglyzeriden. Diese werden nämlich in der Leber durch Spaltung von Alkohol und Zucker zu Blutfett umgewandelt. Der Blutzuckerspiegel kann noch so gut eingestellt sein, die im Blut zirkulierende Glukose in Verbindung mit dem durch die Gärung erzeugten Alkohol bringt immer wieder Fett hervor. Ein Teil des Fetts wandert in die Gewebezellen, ein anderer Teil wird in den Leberzellen abgespeichert

Bei Leberschäden unumgänglich: Finger weg vom Alkohol!

Gärende Hefe wandelt Zucker um in Kohlensäure und Alkohol!

Die Folge davon ist, dass eine Gewichtsreduzierung durch eine Diät und ausreichende körperliche Aktivität während der Einnahme von Bierhefe so gut wie nicht möglich ist.

Bierhefe sollte nicht zu lange eingenommen werden!

Sobald der Blutzuckerspiegel durch die Einnahme von Bierhefe ein normales Niveau erreicht hat, sollten Sie sich an Schritt 2 heranwagen. Ab diesem Zeitpunkt ist die Einnahme von Vitamin-B-Komplex in Form von Brausetabletten oder Dragees anzuraten, da ja dann die so wichtigen Vitamine der Bierhefe aus einer anderen Quelle ersetzt werden müssen.

Schritt 2:
Copalchi – Mit Indianer-Medizin den Blutzucker senken

Dem Altersdiabetiker steht seit einiger Zeit ein recht erfolgreiches Blutzucker senkendes Mittel zu Verfügung, das aus dem Extrakt der Colpachirinde gewonnen wird. Der Wirkstoff von Copalchi heißt Couterreagenin, wird aus der Rinde der Äste des Busches Coutera latifolia, extrahiert und ist als „Eingeborenenmedizin" schon lange im Gebrauch.

Copalchi gibt es, soweit bekannt, nur in Form von Tropfen, die täglich kurz vor den drei Hauptmahlzeiten mit wenig Wasser eingenommen werden müssen. Man beginnt die Copalchi-Kur mit jeweils 50 Tropfen und behält diese Dosis eine Woche lang bei. Wer vor der Einnahme von Copalchi Bierhefe-Tabletten eingenommen hat, senkt innerhalb dieser Woche die Dosis der Tabletten langsam ab, also von vier Stück auf drei, zwei und eine. Nach einer Woche hat sich der Blutzuckerwert soweit stabilisiert, dass die Bierhefe weggelassen werden kann und jetzt nur noch die Copalchi-Tropfen für einen niedrigen Blutzuckerspiegel eingesetzt werden. Ab der zweiten Woche kann man die Tropfenanzahl etwas verringern, nämlich auf 30-40. Diese Dosis sollte man so lange beibehalten, bis sich der Blutzuckerspiegel durch Gewichtsabnahme von selbst wieder in normalen Grenzen bewegt.

Nur in seltenen Fällen wird Copalchi nicht vertragen. Dann sprechen Sie mit Ihrem Arzt oder Apotheker über Alternativen!

Schon bei verschiedenen Tests in Kliniken wurde die blutzuckersenkende Wirkung von Copalchi festgestellt. Nach etwa 2-3 Wochen Einnahme der Tropfen pendelt sich in aller Regel ein völlig normaler Blutzuckerspiegel ein.

Dieser Spiegel sollte für den Nüchternzustand am Morgen 120 mg/dl oder besser 110 mg/dl nicht übersteigen und 2 Stunden nach den Mahlzeiten nicht den Wert über 140 mg/dl. Das sind sozusagen die Normalwerte, die auch für einen Nicht-Diabetiker gelten. Wer älter als 62 Jahre ist, hat noch einen Spielraum bis etwa 180 mg/dl Glukose, allerdings gemessen mit einem Harn-Teststreifen. Sobald der Zuckerspiegel diese Grenze überschritten hat, zeigt auch der Harn-Teststreifen einen erhöhten Wert an.

Harn-Teststreifen sind gut, aber die Blutmessung ist besser!

Ganz wichtig in diesem Zusammenhang ist der sogenannte „HbA1c-Wert", der auch als Blutzuckergedächtnis bekannt und bei allen Diabetikern gefürchtet ist. Von diesem Wert kann man nämlich die mittleren Blutzuckerwerte der letzten drei Monate ablesen. Er gibt den Prozentsatz des roten Blutfarbstoffes an, an dem ein Glukosemolekül gebunden ist. Eine Erhöhung des HbA1c-Wertes um ein Prozent entspricht in etwa einem um 30% erhöhten Blutzuckerspiegel. Der Normalwert liegt unter 6,5 %, der Altersdiabetiker sollte ihn mindestens unter 7% bringen.

Der sogenannte Hämoglobin HbA1c-Wert lässt sich als Blutzucker-Gedächnis nicht überlisten.

Copalchi senkt aber nicht nur den Blutzuckerspiegel, sondern sorgt auch für eine Besserung des Allgemeinzustandes, verringert die Harnsäureausscheidung. Begleiterscheinungen wie hartnäckige Furunkulosen und Juckreiz kommen zur Abheilung. Schwächezustände, Abgeschlagenheit, Müdigkeit und nervöse Unruhe klingen langsam ab. Ein sehr wichtiges Merkmal von Copalchi-Tropfen ist die Tatsache, dass bislang keinerlei Nebenwirkungen festgestellt werden konnten. Weitere Informationen über Copalchi können Sie sich beschaffen, wenn Sie den Namen in eine Internet-Suchmaschine eintragen. Aber auch die Apotheken geben gerne Auskunft.

Copalchi ist zwar kein Wundermittel, aber es kann nicht nur den Blutzucker senken, sondern auch weitere durch den Diabetes verursachte Erscheinungen zum Abklingen bringen.

Schritt 3:
Gymnema sylvestre

Es gibt noch ein alternatives Mittel, das den Blutzukkerspiegel zu senken vermag: Gymnema sylvestre. Auch diese in Indien vorkommende Tropenpflanze wird dort schon seit Jahrhunderten von den einheimischen Ärzten zur Blutzuckerkontrolle eingesetzt. Das Mittel unterstützt die Funktion der Bauchspeicheldrüse, indem es deren B-Zellen wieder zu Produktion von Insulin anregt.

Gymnema sylvestre kann noch mehr: Es besitzt die Fähigkeit zerstörte Insulin-erzeugende Zellen zu erneuern und trägt auf diese Weise zur Steigerung und Neubelebung der B-Zellen bei. Es fördert also nicht nur die Normalisierung der Blutzuckerwerte, sondern unterstützt auch die körpereigene Produktion von Insulin innerhalb der Zelle und schließlich stimuliert es den Organismus zur Regenerierung Insulin-erzeugender B-Zellen. Gerade die letztere Eigenschaft macht Gymnema sylvestre so interessant für den Altersdiabetiker. Man muss berücksichtigen, dass Alterdiabetes meist zwei Ursachen hat. Einmal die Resistenz der Zellen gegenüber Insulin und zum anderen die mit zunehmendem Alter fortschreitende Abnahme der Insulinproduktion in der Bauchspeicheldrüse.

Wer also seiner Bauchspeicheldrüse etwas Gutes tun will, sollte an die Einnahme von Gymnema sylvestre in Tablettenform denken. Es sind Mittel auf dem Markt, die außer Gymnema noch Zusatzstoffe wie Vanadiumsulfat, Chrom und Bittermelone (mormodica charantia) enthalten, um die Wirkung noch zu steigern.

Da sich Gymnema sylvestre problemlos mit anderen pflanzlichen Arzneien und Medikamenten verträgt und keine Nebenwirkungen zu befürchten sind, wird vorgeschlagen, bei Bedarf die beiden Mittel Copalchi und Gymnema sylvestre zu kombinieren. Der Vorteil liegt auf der Hand: man unterstützt zusätzlich zur Glukoseregulierung auch die Insulinproduktion der

Es hat sich als vorteilhaft herausgestellt, Gymnema sylvestre mit Copalchi zu kombinieren. In diesem Fall genügt es, die Dosis von Gymnema zu halbieren.

Bauchspeicheldrüse. Werden beide Mittel zusammen vor den Hauptmahlzeiten eingenommen, kann oft die Dosis des einen oder anderen Mittels halbiert werden. Im übrigen hält man sich am besten an die Einnahmevorschriften des Herstellers. Auch eine halbierte Dosis Gymnema erfüllt noch ihre Aufgabe.

Grundsätzlich muss man sich vor Augen führen, dass die Bauchspeicheldrüse meist schon viele Jahre vor Ausbruch des Diabetes verstärkt Insulin produziert hat, um es den Körperzellen für die Aufnahme der Glukose zur Verfügung zu stellen. Jetzt arbeitet sie nur noch mit halber Kraft und es besteht die Gefahr, dass sie ihre Tätigkeit nach und nach ganz einstellt und kein Insulin mehr produziert. Ist das der Fall, wird auch der Altersdiabetiker insulinpflichtig. Gegen diesen Degenerationsprozess der Bauchspeicheldrüse hat die Schulmedizin kein echtes Rezept, d.h. es fehlen die Medikamente, um den Prozess zu stoppen. Mit der langfristigen Einnahme von Gymnema sylvestre lässt sich dieses Problem zumindest hinauszögern

Für jeden Altersdiabetiker besonders wichtig ist die Pflege der Bauchspeicheldrüse (Pankreas). Produziert sie kein Insulin mehr, muss es von aussen zugeführt werden.

Schritt 4:
Die Gicht bekämpfen

Es wurde schon erwähnt, dass viele Altersdiabetiker, vor allem Männer, zusätzlich an einer anderen Stoffwechselkrankheit erkranken, der Gicht. Besonders schwierig ist die Behandlung der Gicht, wenn diese während der Stoffwechselentgleisung auftritt. Ein Gichtanfall ist schon für Nichtdiabetiker eine schlimme Sache, da er durch das Absetzen von Harnsäurekristallen mit starken Schmerzen im betroffenen Gelenk verbunden ist. Die ebenfalls auf Erbanlagen zurückgeführte Gicht wirkt sich durch eine Störung der Ausscheidung von Harnsäure durch die Nieren in einer Steigerung der körpereigenen Harnsäure-Produktion aus. Auf diese Weise kommt es zu vermehrter Harnsäure im Blut, der sogenannten Hyperurikämie.

Die Gicht verursacht heftige Schmerzen in den Gelenken.

33

Dieses Anfangsstadium der Gicht kann bereits lange vor einem Gichtanfall auftreten und kommt oft erst zum Ausbruch, wenn sich eine Stoffwechselentgleisung einstellt. Das Hauptproblem der Gichtpatienten, die gleichzeitig auch Altersdiabetiker sind, liegt darin, dass sich aus einem oder mehrerer Anfälle nach und nach eine chronische Gicht entwickelt und dabei die Gefahr einer Gichtniere entsteht. Das bedeutet: die Harnsäurekristalle setzen sich nicht nur in den Gelenken fest und rufen dort Entzündungen hervor, sondern auch in den Nieren. Da die Nieren sowieso durch den stark überhöhten Blutzucker und Glukosegehalt des Urins geschädigt sind, was sich in einer abgeschwächten Funktion des Filtersystems der Nieren und eine Ausschüttung von Eiweiß im Urin bemerkbar macht, kann die Gichtniere eine verheerende Wirkung haben.

Es muss also schnell gehandelt werden. Nun wurde vorher schon erwähnt, dass Copalchi in der Lage ist, den Harnsäurespiegel zu senken. Diese Eigenschaft des blutzuckersenkenden Mittels ist jetzt hochwillkommen, auch wenn es sich nicht zur Behandlung eines akuten Gichtanfalls eignet, sondern eher für die Langzeittherapie.

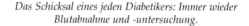

Das Schicksal eines jeden Diabetikers: Immer wieder Blutabnahme und -untersuchung.

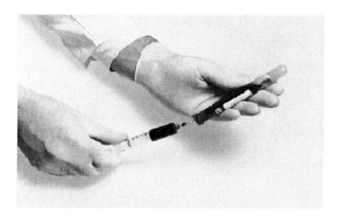

Der akute Gichtschub lässt sich nach allen Erfahrungen wirksam mit einem traditionellen Medikament bekämpfen, dem **Kolchizin**. Bei der Einnahme der Tabletten muss man sich genau nach den Einnahmevorschriften des Arztes bzw. der Herstellerfirma richten, denn Kolchizin wird aus den Pflanzenteilen der Herbstzeitlosen gewonnen und ist deshalb giftig. Kolchizin ist also auch für Gichtpatienten, die gleichzeitig Altersdiabetiker sind, das Mittel der Wahl. Es verträgt sich nach allen Erfahrungen gut mit Bierhefe, Copalchi oder Gymnema sylvestre.

Eine weitere langanhaltende Rückführung der Harnsäurewerte, wird dann durch Copalchi erreicht. Meistens kann man so auf das von den Ärzten zur Langzeitbehandlung empfohlene Medikament Allopurinol verzichten. Interessanterweise berichten manche Altersdiabetiker, die zusätzliche Einnahme von Kaliumtabletten (als Nahrungsergänzungsmittel in Hefe) habe bei ihnen die Gicht vollkommen zurückgedrängt und ihre Harnsäurewerte wieder in den Normalbereich gebracht (bei Männern 2,0-7,0 mg/dl und bei Frauen 2,0-5,7 mg/dl). Überhaupt empfiehlt es sich, purinhaltige Lebensmittel wie Innereien, Ölsardinen, Sardellen und Heringe vom Speiseplan zu verbannen, den Alkoholkonsum am besten gänzlich einzustellen und die Fleischportionen einzuschränken. Empfehlenswert ist auch das Trinken von 2-3 Liter Flüssigkeit pro Tag, was ohnehin für den Altersdiabetiker auch ohne Gicht ein Muss ist.

Messen Sie selbst von Zeit zu Zeit den Säuregehalt (pH-Wert) des Urins nach! Ein stark saurer Harn ist ein Zeichen für einen bevorstehenden Gichtanfall.

Hinweis:

An dieser Stelle sollen zum ersten Mal zusätzlich zur Einnahme des angeführten Medikamentes verschiedene physikalisches Heilmittel zur direkten Behandlung der von der Gicht betroffenen Gelenke empfohlen werden: das **EMF-IR-Massagegerät, EMF-Schallwellen-Massagegerät und die EMF-Fußbadewanne.** Die Wirkungsweise und Anwendungsmöglichkeiten dieser Geräte werden in Kapitel 4 ausführlich vorgestellt.

35

Schritt5:
Die Behandlung von Harnwegs-infektionen

Mit Harnwegsinfektionen und Blasenentzündungen ist nicht zu spaßen. Viel öfter betroffen von dieser Krankheit sind normalerweise die Frauen, doch beim Altersdiabetiker ist alles anders. Tatsächlich bekommen auch viele Männer eine Harnwegsinfektion, die sie vorher nicht kannten. Für den Diabetiker ist eine Harnwegsinfektion eine ernste Sache, denn es besteht immer die Gefahr, dass die vom Darm aufsteigenden Krankheitskeime (Bakterien) in die Blase und schließlich in die Nieren aufsteigen. In einem solchen Fall muss sofort gehandelt und behandelt werden, denn eine weitere Schädigung der Nieren kann rasch zu einer Niereninsuffienz führen, d.h. zu einem völligen Versagen der Nieren.

Bei Männern kommt noch hinzu, dass oft eine vergrößerte Prostata eine totale Blasenentleerung verhindert. Grundvoraussetzung für eine erfolgreiche Behandlung ist aber häufiges Wasserlassen und völlige Blasenentleerung, damit die Keime mit dem Harn ausgespült werden. Außerdem ist es notwendig viel Flüssigkeit zu sich nehmen, 2-3 Liter am Tag sollten es sein.

Zur Behandlung von Blasenentzündungen und Harnwegsinfektionen hält Ihr Arzt die entsprechenden Antibiotika bereit. Wenn die Infektion sich noch im Anfangsstadium befindet, was sich durch Jucken oder leichtes Brennen in der Harnröhre bemerbar macht, sollten die Antibiotika erst zum Einsatz kommen, wenn die akute Entzündung Fieber und Schmerzen hervorruft. Andernfalls genügen für den Anfang Naturheilmittel, von denen es eine ganze Reihe gibt. Es muss allerdings auch gesagt werden, dass man zwar eine sich ankündigende Harnwegsinfektion gut damit behandeln und sie auch zunächst vollkommen zum Abklingen bringen kann, aber leider treten solche Infektionen immer wieder auf.

Eine wiederkehrende Infektion ist nicht einfach zu behandeln. Es muss dazu das richtige Antibiotikum gefunden und über einen langen Zeitraum eingenommen werden (die Angaben reichen von 14 Tagen bis zu einem Monat und mehr!!). Die Schwierigkeit besteht darin, dass bei fast jedem Altersdiabetiker die Organe, wie Nieren und Leber, aber auch das Nervensystem geschädigt sind und einige Antibiotika daher erst gar nicht Frage kommen, weil sie diese Schäden noch verstärken würden. Außerdem wird bei einer langanhaltenden Einnahme von Antibiotika das Immunsystem geschwächt, was den Diabetiker noch anfälliger gegenüber Infektionskrankheiten und auch Pilzbefall macht.

Antibiotika können bei Männern die Potenz schwächen!

Antibiotika, die im Grunde den besten Schutz vor Harnwegsinfektionen bieten, sind also für den Diabetiker mit Vorsicht einzusetzen. Es lohnt sich daher, die Naturheilmittel etwas näher kennen zu lernen. Es gibt Mittel, die gegen Bakterien gut wirksam sind.

Das ist zum einen **Bärentraubenblätterextrakt** und zum anderen **Teebaumöl**. Beide Produkte bekommt man von der Apotheke. Beim Bärentraubenblätterextrakt handelt es sich ohnehin um ein zugelassenes rezeptfreies Medikament und beim Teebaumöl sollte man auf eine einwandfreie Qualität achten, denn es sind Öle auf dem Markt, die nach alten Gummireifen riechen und schmecken. Sie sind nicht zu gebrauchen. Es hat sich nun herausgestellt, dass sich beide Mittel gut miteinander kombinieren lassen. Das bietet den Vorteil einer schnelleren Ausheilung der Infektion. Auch kann so die wiederkehrende Erkrankung zumindest hinausgezögert werden, auch wenn sie sich selten ganz ausheilen lässt.

Vielversprechende Mittel gegen Harnwegsinfektionen sind auch die Flavonoide und Tannine (Gerbstoffe).

Die Tabletten der Bärenblätter soll man nach Vorschrift 3 x am Tag einnehmen. In der Zwischenzeit tröpfelt man 3-5 Tropfen Teebaumöl 4-5 mal am Tag auf ein zuckerfreies Bonbon, das man langsam im Mund zergehen lässt. Das Öl wirkt nämlich am besten, wenn es über die Mundschleimhaut aufgenommen wird.

In aller Regel reicht diese Behandlung, wenn man sie 7-10 Tage durchführt. Man kann sie mehrere Male im Jahr wiederholen, doch es gibt eine Grenze. Während Teebaumöl keine giftigen Stoffe enthält, kann es bei einer allzu langen oder immer wiederkehrenden Einnahme von Bärentraubenblättern zu einer chronischen Hydrochinonvergiftung kommen. Mehr als viermal im Jahr sollte deshalb diese Behandlung nicht durchgeführt werden. Zusätzlich hat ein Brennnessel-Tee eine gute harntreibende (diuretische) Wirkung. Mit 5-6 Tassen am Tag unterstützt man die antibiotische Wirkung und erhöht damit die Harn-Ausscheidung.

Auch pflanzliche Naturheilmittel können Nebenwirkungen haben!

Alle anderen Naturmittel, die in der Literatur aufgeführt werden, wie etwa Cranberry-Saft, die Echinacea-Stoßtherapie mit Tropfen oder eine Kur mit Apfel-Essig können zwar ebenfalls zur Unterstützung dienen, doch allein sind sie selten in der Lage, einen hartnäckigen Bakterienbefall in den Harnwegen und der Blase erfolgreich zu bekämpfen, jedenfalls selten bei Altersdiabetikern.

Schritt 6:
Bekämpfung von Fettstoffwechselstörungen

Ein anderes leidiges Thema für den Altersdiabetiker sind die Fettstoffwechselstörungen. Sie sind gekennzeichnet durch hohes Gesamtcholesterin, hohes LDL-, niedriges HDL-Cholesterin, hohen Blutdruck und Arteriosklerose, die zu Herzinfarkt und Schlaganfall führen. Aber auch hohe Triglyzerid-Werte sind eine permanente Gefahrenquelle für den Organismus. Eine Blutuntersuchung zeigt einen hohen Homozystein- und Fibrinogen-Wert an. Homozystein entsteht beim Abbau von Eiweißstoffen und reichert sich an, wenn der Körper zu wenig B-Vitamine im Komplex sowie Folsäure bekommt. Wie schon erwähnt, wird dieser Bedarf bei der Einnahme von Bierhefe abgedeckt. Sobald aber die Hefe abgesetzt wird, empfiehlt sich die zusätzliche Einnahme von B-Vitaminen und Fol-

Die beiden Blutfette Cholesterin und die Triglyzeride sind bei hohen Werten ständige Gefahrenquellen für den Herzinfarkt.

säure in höherer Konzentration. Solche Präparate bekommt man entweder in der Apotheke oder im Fachhandel. In Fachveröffentlichungen werden folgende Vitamin-Konzentrationen für die tägliche Zufuhr vorgeschlagen:

$$\text{Vitamin B}_1 = 10 - 40 \text{ mg}$$
$$\text{Vitamin B}_2 = 10 - 40 \text{ mg}$$
$$\text{Vitamin B}_3 = 50 - 200 \text{ mg}$$
$$\text{Vitamin B}_6 = 10 - 40 \text{ mg}$$
$$\text{Vitamin B}_{12} = 5\text{-}12\mu g$$
$$\text{Folsäure} = 400\text{-}800\mu g$$

Zwei weitere Vitamine sind empfehlenswert, **Vitamin C und E** in höherer Konzentration. Die Tagesdosis von Vitamin C sollte bei etwa 1000 mg und die von Vitamin E bei 400 mg liegen. Diese beiden Vitamine, die man zusammen mit **Beta-Karotin** als **Antioxidanzien** bezeichnet, bekämpfen die sogenannten Freien Radikalen in den Körperzellen. Sie helfen alle mit, nicht nur den Fettstoffwechsel zu normalisieren, sondern auch zahlreiche Folgeerkrankungen von Diabetes, die durch Schäden, verursacht von den Freien Radikalen, wie Herzinfarkt und Schlaganfall wegen Arteriosklerose, Schäden an der Linse und der Netzhaut der Augen usw. abzufangen.

Die wichtigsten Vitamine für den Altersdiabetiker sind B-Komplex, C und E sowie Folsäure.

Die genannten Vitamin-Konzentrationen weichen erheblich von den oft viel zu niedrig angesetzten Empfehlungen der Deutschen Gesellschaft für Ernährung (DGE) ab. Die Beschaffung ist daher auch nicht immer einfach. Sollten sie Schwierigkeiten mit der Beschaffung oder der Zusammenstellung haben, dann wenden sie sich am besten an einen Mediziner in ihrer Nähe, der sich mit der **Orthomolekularen Medizin** beschäftigt. Am besten setzen Sie sich dazu mit dem Forum Orthomolekulare Medizin (FOM), München, in Verbindung (www.F-O-M.de) Von dem Forum bekommen Sie einen Arzt in ihrer Umgebung genannt.

Erst langsam setzt sich die Erkenntnis durch, dass Kranke einen höheren Vitaminbedarf haben als Gesunde.

Hohe Blutfettwerte
müssen unbedingt ge-
senkt werden. Dabei
helfen Nahrungsum-
stellung und Vitamine.

Nach heutigem Stand ist ein Gesamtcholesterin-Wert von maximal 200 mg/dl und bei Personen über 60 Jahre bis zu 290 mg/dl, mindestens 35 mg/dl für HDL- und höchstens 155 mg/dl für LDL-Cholesterin einzuhalten. Durch die Einnahme von Vitaminen können erhöhte Blutfettwerte gesenkt werden. Das geschieht nicht von heute auf morgen, denn Vitamine sind im strengen Sinn keine Medikamente, auch wenn sie sich manchmal wie diese einsetzen lassen.

Viele Diabetiker, bei denen eine Arteriosklerose wegen einer mit Diabetes verbundenen Fettstoffwechselstörung festgestellt wird, benötigen schnelle Hilfe. Natürlich hält die Medizin auch hier die entsprechenden Medikamente parat, allerdings ist sehr wichtig, dass gleichzeitig eine Nahrungsumstellung erfolgt.

Wer als Altersdia-
betiker weiterraucht,
verkürzte seine Le-
benserwartung in er-
heblichem Umfang.
Deshalb unbedingt so-
fort das Rauchen ein-
stellen!

Bei hohen Cholesterin-Werten müssen Sie weitgehend auf tierische Fette verzichten, also wenig oder gar keine Sahne, fettreichen Käse, Wurst, Fleisch, Innereien, Schalentiere und vor allem auch Eier bzw. Eigelb. Empfehlenswert ist ein Umstieg auf pflanzliche Fette, grüne Salate und Blattgemüse. Absolut tabu ist das Rauchen. Es muss unbedingt eingestellt werden, wenn bereits Durchblutungsstörungen in den Beinen, am Herzen oder Gehirn festgestellt wurden.

Hinweis:

Im Sinne einer alternativen Diabetes-Behandlung gibt es aber außer der Einnahme von Vitaminen und Flavonoiden, noch eine Möglichkeit, um Blutgerinnsel und Plaques, die sich an den Gefäßwänden abgesetzt haben und dort zu Verengungen und Durchblutungsstörungen führen, schnell und wirkungsvoll zu beseitigen. Meiner Meinung nach gibt es keine bessere Behandlung als die mit der **Magnetfeldtherapie** oder besser der Elektromagnetfeldtherapie (EMF). Dieses physikalische Heilverfahren ist geradezu prädestiniert für die Beseitigung aller an den Gefäßwänden haftenden Teilchen, welche die Adern verstopfen. Mehr zu diesem Thema im nächsten Kapitel.

Was sind Flavonoide?

Zu den Erkrankungen, die mit dem sogenannten oxidativen Stress in Zusammenhang stehen, gehört neben Herz-Kreislauf-Erkrankungen, Krebserkrankungen und altersbedingten Augenerkrankungen auch Diabetes in all seinen Erscheinungsformen und Typen.

Die Flavoniode sind Pflanzenfarbstoffe mit antioxidativ wirkenden Inhaltsstoffen, welche die freien Sauerstoff-Radikalen bekämpfen. Solche freien Radikale entstehen entweder auf natürlichem Weg, durch das Rauchen oder das UV-Licht der Sonne. Während bei gesunden Menschen die körpereigenen Abwehrstoffe genügen, um die freien Radikalen abzuwehren, schädigen sie den geschwächten Organismus von Kranken. Beispiel ist die Arteriosklerose oder Adernverkalkung.

Bei Arteriosklerose bilden sich Verdickungen der Arterienwand, die sogenannten Plaques. Diese Plaques setzen sich unter anderem auch in den Herzkranzgefäßen ab und führen dort zu einem Verschluss der Koronararterien, was zu einem Herzinfarkt führt. Bei diesem Vorgang spielt die Ernährung eine wichtige Rolle, da hohe Cholesterinwerte auch ein erhöhtes Arteriosklerose-Risiko bedingen. Durch Oxidationsvorgänge werden die in die Gefäßwände eingelagerten LDL-Partikel verändert, worauf der Körper mit Fresszellen reagiert, welche die Partikel „verschlingen". Die Folge: Es setzen sich Kalkablagerungen fest und der Arteriendurchmesser verengt sich immer mehr. Die Antioxidanzien können die LDL-Teilchen vor Oxidation schützen und somit einem Herzinfarkt vorbeugen.

Flavonoide kommen in vielen Lebensmitteln vor, doch von allen hat Rotwein die höchsten Flavonoid-Werte aufzuweisen, gefolgt von Schwarzem und Grünem Tee. Für Diabetiker, die keine Leberschädigung aufweisen, kann also 1 Glas Rotwein pro Tag zum Schutz vor Herzinfarkt, Schlaganfall und anderen Verschlußkrankheiten genügen. Alle anderen, die keinen Alkohol trinken dürfen, sollten sich an Tee halten, vorzugsweise an Grünen Tee, 2-3 Tassen am Tag genügen. Es gibt natürlich auch die Möglichkeit, hochkonzentrierte Flavonoide-Lösungen zu sich zu nehmen. Ihr Apotheker berät sie gerne. Auch im Internet finden sich eine ganze Reihe von Lieferanten von Flavonoiden.

Schritt 7:
Bekämpfung von Bluthochdruck und Ödemen

Über 50% aller Altersdiabetiker (und wahrscheinlich auch der jugendlichen Typ II-Diabetiker) leiden an Bluthochdruck (Hypertonie). Diese Begleiterscheinung des Diabetes bedroht vor allem die geschädigten Nieren, aber auch die Entstehung von Schlaganfall und Herzinfarkt und arterieller Verschlusskrankheiten, besonders in den Beinarterien, die sich an verengten Stellen durch Blutgerinnsel verschließen können.

Das Filtersystem der Nieren wird durch das Fortschreiten der diabetischen Nephropathie sehr stark vom Bluthochdruck bestimmt. Deshalb muss der Hochdruck so früh wie möglich behandelt werden.

Im Laufe der Zeit wurde der Blutdruck neu definiert. So sieht man heute als optimal an für den systolischen Druck (das ist der erste Wert) bis maximal 120 mm Hg und für den diastolischen Druck (zweiter Wert) maximal 80 mm Hg. Als milden Hochdruck kann man noch Werte zwischen 140-180 mm Hg für den systolischen Druck und 90-105 mm Hg ansehen. Alle Werte, die darüber liegen, erfüllen schon den Tatbestand einer schweren Hypertonie.

Die angestrebten Normalwerte kann auch ein Altersdiabetiker erreichen, wenn er sich darum bemüht. Die früher übliche „Über den Daumen-Peilmethode" von 100 plus Alter ist längst überholt und selbst ein von den Ärzten als leichte Hypertonie eingeordneter Hochdruck kann für den Diabetiker bereits dramatisch verlaufen. Denn sind die Nieren geschädigt, sollte der Druck real unter den Werten 120/80 mm Hg liegen. Das gilt insbesondere für jüngere Diabetiker, die ihr Leben noch vor sich haben. Wenn sich bei älteren Menschen schon vor einer Stoffwechselentgleisung ein Bluthochdruck dazu Übergewicht und Fettstoffwechselstörungen eingestellt haben, ist das immer ein Zeichen dafür, dass es früher oder später zum Diabetes II kommt, wenn nicht diesem Frühstadium mit Diät,

Besonders vormittags schnellt der Blutdruck in die Höhe, was zu den meisten Infarkten führt.

„Alter plus hundert" für einen normalen Blutdruckwert ist längst überholt und gehört in die medizinische Mottenkiste.

42

Gewichtsabnahme und sportlichen Aktivitäten begegnet wird, um einem Anstieg der Blutzuckerwerte und der Arteriosklerose zuvor zu kommen.

Vielen Betroffenen ist nicht so recht klar, was die beiden Blutdruckwerte eigentlich bedeuten. Es ist aber wichtig, darüber Bescheid zu wissen, damit man sich daran ausrichten und dementsprechend handeln kann. Der systolische Wert lässt Rückschlüsse auf die Pumpleistung des Herzens zu. Ein hoher systolischer Druck liefert also ein Bild vom Zustand des Herzmuskels und der Herzklappen. Am diastolischen Wert hingegen kann man den Widerstand in den Blutgefäßen ablesen. Sind also die Arterien durch Ablagerungen oder durch andere Einflüsse wie z.B. durch Rauchen verengt, wird bei der Blutdruckmessung der zweite Wert hoch ausfallen. Liegt dieser Wert im normalen Bereich oder sogar darunter, kann er auch zur Beruhigung beitragen, denn die Gefahr eines Herzinfarktes, eines Schlaganfalls oder eines Verschlusses der Beinarterien ist zwar nicht gebannt, doch wenigstens minimiert.

Mit Magnesium kräftigt man das Muskelgewebe, auch das des Herzmuskels.

Damit soll darauf hingewiesen werden, dass es besonders für den Diabetiker jeden Alters angebracht ist, beiden Blutdruckwerten die gleiche Aufmerksamkeit zu schenken und nicht nur den ersten Wert als den wichtigeren anzusehen. Das ist insofern von Bedeutung, als jeder Diabetiker seine Blutdruckmessung selbst zu Hause durchzuführen muss.

Wenn Sie unsicher beim Blutdruckmessen sind, dann lassen sie sich vom Arzt oder Apotheker die Bedienung des Gerätes erklären!

Für den Altersdiabetiker ist die Ursache für Bluthochdruck fast immer eine Folge der Zuckerkrankheit, die sich vor allem in einer Schädigung der Nieren bemerkbar macht. Doch sollte man nicht vergessen, dass es auch noch andere Ursachen gibt, wie z.B. Stress.

Es ist schon für jeden Nichtdiabetiker, der noch im Beruf ist und ständig „unter Dampf" steht, dazu vielleicht noch unter Bewegungsmangel und Übergewicht leidet, eine große Gefahr, einen hohen Blutdruck zu bekommen und dadurch bedingt einen Herzinfarkt oder Schlaganfall. Ein Altersdiabetiker wird seinen Blutdruck nur in den Griff bekommen können, wenn er auch Stress-Situationen meidet bzw. abbaut.

Die Behandlung von hohem Blutdruck beruht weitgehend auf einer Selbstbehandlung. Sie kann nur gelingen, wenn folgende Maßnahmen ergriffen werden:

Bevor sie zu Medikamenten greifen, sollten Sie es mit den nebenstehenden Maßnahmen probieren! Oft helfen sie schon weiter.

☐ Abbau von Übergewicht
☐ Regelmäßige Bewegung
☐ Maßnahmen zum Entspannen
☐ Aufgabe des Rauchens und
☐ Weitgehende Reduzierung des Alkoholkonsums sowie
☐ Reduzierung des Kochsalzkonsums und
☐ Auflösung von Wasseransammlungen im Gewebe (Ödeme)

Dem Abbau von Übergewicht ist wegen seiner großen Bedeutung für den Diabetiker Schritt 8 gewidmet. Zur regelmäßigen Bewegung durch sportliche Aktivität ist zu sagen, dass vor allem Ausdauersportarten geeignet sind. Das kann Jogging, Walking, Schwimmen oder Radfahren sein. Ein Training im Freien kann jedoch nicht immer durchgeführt werden.

Querläufer rennen gesünder

Ob sie es nun glauben oder nicht, wer als Jogger oder Walker in Richtung Ost-West bzw. West-Ost läuft, tut seiner Gesundheit einen besonderen Dienst. Das hängt damit zusammen, dass die Feldlinien des Erdmagnetfeldes in Nord-Südrichtung verlaufen und jede Bewegung, die quer zu dieser Magnetfeldrichtung gerichtet ist, die sogenannte Lorenzt-Kraft hervorruft. Diese Kraft induziert ein elektromagnetisches Feld in den Körper des Läufers, das höher ist als bei einem Nord-Süd-Lauf entlang der Feldlinien, die man auch Induktionslinien nennt.
Dadurch bedingt werden Herz-, Lungen- und Hirntätigkeit stärker angeregt, der Puls und die Gehirnströme kommen etwas mehr in Schwung. Ein solcher optimierter „Querlauf" trägt nicht nur in besonderem Maße zur Gewichtsreduzierung bei, sondern auch zum Abbau von Ablagerungen in den Gefäßen und damit zur Verringerung der Blutdruck-Werte. Probieren Sie's aus!

Wie man sich am besten entspannt, weiß jeder. Die Palette der **Entspannungsmöglichkeiten** ist groß. Sie reicht vom Mittagsschlaf über Musikhören, lesen und spazieren gehen bis hin zum Autogenen Training und Yoga-Übungen.

Wie man das **Rauchen** aufgibt, weiß eigentlich auch jeder, nur das auch durchzuführen, fällt vielen sehr schwer. Eines ist sicher: Das Rauchen kann man nicht nach und nach aufgeben, sondern nur in einem Schritt von heute auf morgen, ganz nach dem Motto: „ Lieber ein Ende mit Schrecken als ein Schrecken ohne Ende." Hilfsmittel wie Raucherentwöhnungs-Kaugummi, natürlich zuckerfrei, oder Nikotin-Pflaster sind erlaubt. Viele ehemalige Raucher mussten schon zugeben, wie leicht es sein kann, das Rauchen aufzugeben, wenn man vom Arzt gesagt bekommt, dass man beim Weiterrauchen bestimmt bald dem Herzinfarkt näher kommt.

Alles was zur Raucherentwöhnung gehört, ist ein eiserner Wille.

Ganz ähnlich verhält es sich mit dem **Alkoholkonsum.** Das Glas Rotwein am Abend, das dazu noch wegen seines hohen Flavonoid-Gehaltes gesundheitsfördernd sein kann, ist natürlich dann fehl am Platze, wenn nicht nur die Nieren sondern auch die Leber des Diabetikers durch jahrelanges regelmäßiges Trinken geschädigt sind. Viele entwickeln mit der Zeit eine sogenannte Fettleber, die zwar noch durch eine entsprechende Ernährungsumstellung bzw. Diät und Alkoholentzug gut behandelbar ist, die sich aber beim Weitertrinken leicht zu einer lebensbedrohenden Leberzirrhose entwickeln kann. In solchen Fällen ist Alkohol absolut tabu.

Flavonoide muss man nicht unbedingt durch Rotwein trinken zu sich nehmen, denn heute gibt es hochkonzentrierte fertige Präparate und Lösungen in der Apotheke zu kaufen.

Eine sehr wichtige Maßnahme zur Bekämpfung des Bluthochdrucks von Altersdiabetikern ist der Verzicht beziehungsweise die **Einschränkung des Kochsalzverbrauches.** Mit dieser Maßnahme müssen wir uns näher beschäftigen.

Tatsächlich kann bereits die Einschränkung der täglichen Kochsalzmenge zur Senkung des Bluthochdrucks führen. Außerdem ist weniger Kochsalz (Natriumchlorid) im Körper eine Wohltat für die Nieren und das

Herz. Besonders für den Diabetiker vom Typ II im höheren Alter ist diese Maßnahme oft lebensnotwendig, denn im Laufe der Jahre hat sich der Natriumchlorid-Spiegel im Körper so erhöht, dass ein ständiger Überschuss an Chlor und Natrium vorhanden ist.

Das Verhältnis zwischen Natrium und Kalium im Körper fällt meistens zu Ungunsten des Kaliums aus.

Mit einer normalen Ernährung führen wir dem Körper täglich etwa zwischen 10 und 20 Gramm Kochsalz zu. Das ist viel zu viel, denn es sollten eigentlich nur 4 bis 6 Gramm (= etwa 1 Teelöffel) sein. Es ist hinreichend bekannt, dass Kochsalz wasseranziehend ist, deshalb verklumpen nicht dicht verschlossene Salzstreuer so oft. Was außerhalb des Körpers als bekannt gilt, trifft natürlich auch für innerhalb zu. Das heißt: Ein hoher Natriumchloridspiegel zieht Wasser an. Dabei spielt auch das vorhandene Übergewicht eine große Rolle.

Jeder Mensch besitzt von Geburt an etwa drei Millionen Fettzellen, die sich nach und nach individuell vermehren. Je mehr neue Fettzellen gebildet werden, desto mehr Zwischenräume bilden sich zwischen den Zellen. Das an die positiv geladenen Natrium-Ionen gebundene Wasser kann sich dann in den Zwischenräumen der Fettzellen ablagern. Das kann so weit gehen, dass sich sichtbare Wasseransammlungen, die sogenannten Ödeme, bilden. Meist sind zuerst die Beine betroffen, dann kommen andere Zwischenräume dran z.B. in der Bauchhöhle oder in den Lungen.

Kaliummangel ist oft verantwortlich für hohen Blutdruck und eine Ödembildung.

Unter dicken, durch Wassereinlagerung aufgeschwemmte Beine, leiden vor allem die Frauen, besonders in den Wechseljahren. All diese Ödeme erhöhen den Blutdruck. Das kann auch bei dem weitgehend gesunden Menschen passieren. Doch hoher Blutdruck schädigt beim Diabetiker auch die kleinen Blutgefäße in den Nierenkörperchen, so dass große Mengen von Bluteiweiß in den Harn übertreten können. Man spricht dann von einer Eiweiß-Niere oder von einem nephrotischen Syndrom. Die sich bildenden Wasseransammlungen treten dann vor allem im Bereich der Augenlider und in den Beinen auf.

Selbst die Augenlider können von Wasseransammlungen betroffen sein.

Wenn nicht behandelt wird, kann sich daraus mit der Zeit ein nephrotisches Syndrom entwickeln, was schließlich zum völligen Versagen der Nieren führt.

Es kann aber auch sein, dass das Herz des Diabetikers in Mitleidenschaft gezogen ist und die Pumpleistung des Herzmuskels so nachgelassen hat, dass sich das Blut in der Lungenvene staut. Dadurch entsteht ein hoher Druck in den Venen und Blutflüssigkeit wird über die Gefäßwände in die Lungenbläschen gedrückt. Das entstandene Lungenödem kann zur tödlichen Gefahr werden, weil es meist viel zu spät erkannt wird. Oft kann nur der Notarzt noch das Leben retten.

Lungenödeme sind immer ein Zeichen für ein schwaches Herz.

Aus den USA kommt eine interessante Geschichte, wie man sich ungewollt eine Wasseransammlung in den Lungen zuziehen kann. Dort hatte vor einigen Jahren ein findiger Süßwarenhersteller ein „sugerfree" Kaubonbon auf der Basis von Lakritze hergestellt. Viele Diabetiker, vor allem Männer, griffen nach diesem zuckerfreien Bonbon mit Lakritze-Geschmack, um dem Drang nach Süßem nachzugeben. Doch die Folgen waren katastrophal: Einige Dutzend Altersdiabetiker wurden mit dem Notarztwagen in Kliniken eingeliefert. Die Ursache konnte damals erst viel später ausgemacht werden. Lakritze ist ein richtiger Kalium-Killer. Das bedeutet, dass sich das Verhältnis zwischen den beiden Elektrolyten Natrium und Kalium im Körper zu Gunsten des Natriums verschoben hatte und dadurch eine Schwächung des Herzmuskels herbeigeführt wurde, die schnell zu Wasseransammlungen in der Lunge führte. Auf diese Weise können sich tatsächlich mehrere Liter Flüssigkeit ansammeln. Das kann dazu führen, dass der Betroffene regelrecht ertrinkt, so dass bei einem akuten Anfall der Erstickungstod droht. Deshalb: **Hände weg von Lakritze!**

Kaum bekannt: Lakritze ist für den Diabetiker absolut tabu. Nicht nur wegen seines hohen Glukose-Gehaltes, sondern wegen seiner Eigenschaft, dem Körper Kalium zu entziehen.

Zur Bekämpfung von Bluthochdruck werden von Mediziner-Seite besondere Medikamente zur Entwässerung des Gewebes eingesetzt. Sie sind unter dem Namen **Diuretika** bekannt. Diuretika bewirken, dass Wasser aus dem Körper geschwemmt wird und sich

Diuretika werden von den Ärzten oft als „harmlose" Medikamente mit wenigen Nebenwirkungen eingestuft.

dadurch die Blutmenge verringert, so dass das Herz gegen einen geringeren Widerstand pumpen muss. Dadurch sinkt der Blutdruck. Wie bei allen wirksamen Medikamenten haben auch Diuretika Nebenwirkungen und Unverträglichkeiten. Wenn die Nieren in Mitleidenschaft gezogen sind oder die Leber geschädigt ist, ist die Wahl des richtigen Medikamentenwirkstoffes stark eingeschränkt. Außerdem können die Mittel bei älteren Diabetikern zu einem Verlust an Salzen, insbesondere Kalium führen.

Solche und andere unerwünschten Folgen haben natürliche Entwässerungsmittel zur Senkung des Blutdruckes nicht. Sie sind zwar meist nicht so stark in ihrer entwässernden Wirkung wie die Diuretika, doch in Verbindung mit der Magnetfeldtherapie reichen sie in aller Regel völlig aus, um Ödeme zu bekämpfen.

Lassen Sie sich von Ihrem Arzt über den Gebrauch von Diätsalz und vor allem über die Einnahme von Kaliumpräparaten beraten!

Dabei geht man so vor, dass man entweder ganz auf Kochsalz in der Nahrung verzichtet oder auf ein natriumfreies Diätsalz umsteigt. Ehrlicherweise wird man zugestehen müssen, wie schwierig es ist, völlig auf Kochsalz zu verzichten. Selbst der Umstieg auf mehr Zugaben von Kräutern und Gewürzen zu den selbstgekochten Gerichten kann die geschmackssteigernde Wirkung von Kochsalz nicht ersetzen. Deshalb kann man auf Diätsalz zurückgreifen, das es in natriumfreier und in natriumreduzierter Form gibt.

Diabetiker sollten beim Lebensmittel-Einkauf nicht nur auf die Etiketten „zuckerfrei", sondern auch auf „salzfrei bzw. natriumfrei" achten!

Die tägliche Salzzufuhr kommt jedoch nicht nur aus dem häuslichen Kochtopf, sondern vor allem auch aus fertigen Lebensmitteln wie Käse, Wurst, Brot usw. Man muss dann entweder auf solche Nahrungsmittel verzichten oder auf salzfreie umsteigen. Heute findet man in Reformhäusern sehr viele salz- bzw. natriumchloridfreie Lebensmittel. Sie sind zwar meistens teurer als die normalen, aber sie lohnen sich dennoch zum Wohle der Gesundheit. Schon kurze Zeit nach dieser Umstellung, etwa 1-2 Tage danach, wird man bei der täglichen Blutdruckmessung ein Absinken der Blutdruckwerte feststellen können.

Allerdings reicht die Umstellung auf salzlos oder salzminimiert oft nicht aus. Zur Entwässerung des Körpers haben sich beispielsweise folgende pflanzliche Heilmittel bewährt:

- ☐ Spargelwurzel
- ☐ Petersilie
- ☐ Brennnessel usw.

Darüber hinaus bekommt man aus der Apotheke einige sehr wirksame und verträgliche Präparate zur natürlichen Entwässerung. Auch die Spargelwurzel, oft kombiniert mit Petersilienkraut, gibt es als Fertigpräparat. Die Entwässerung mit diesen Mitteln bringt auch eine Gewichtsabnahme mit sich. Der Blutdruck kann um durchschnittlich 10 mm Hg gesenkt werden. Da diese Präparate einen hohen Gehalt an Vitaminen, Spurenelementen und Mineralstoffen haben, weisen sie keine unerwünschten Auswirkungen auf den Stoffwechsel, den Elektrolythaushalt, die Nierenfunktion und die Potenz auf. Sie können deshalb über einen längeren Zeitraum eingenommen werden.

Erkundigen Sie sich über natürliche Entwässerungsmittel und vergessen Sie dabei nicht im Internet nachzusehen!

Kalium-Zufuhr

Das Kalium ist eine Art Gegenspieler von Natrium. Es ist zusammen mit dem Natrium für den Wasserhaushalt im Körper zuständig. Beide Elektrolyte müssen deshalb in einem richtigen Mengen-Verhältnis zueinander stehen. Dieses Verhältnis kann durch einen ärztlichen Bluttest im Labor ermittelt werden. Bei den meisten Altersdiabetikern wird ein Mangel an Kalium-Ionen festgestellt. Das kann alle mögliche Ursachen haben, wie z.B. starkes Schwitzen, Erbrechen und Durchfall, erhöhte Wasserausscheidung wegen Stoffwechselentgleisung und durch Diuretika, Einnahme von Abführmitteln und nicht zuletzt können zahlreiche Medikamente, wie etwa Digitalis und Kortison, für einen Kalium-Mangel verantwortlich sein.
Zumindest für alle **Nicht-Diabetiker** gibt es noch eine Möglichkeit, den Blutdruck auf natürliche Weise bzw. mit natürlichen Mitteln zu senken. Das Zauberwort dazu heißt: Kartoffelbrei-Tag.

**Bitte beachten!
Der beschriebene Kartoffelbrei-Tages ist nicht für alle Diabetiker empfehlenswert, weil eine große Menge an Kohleyhdraten an einem Tag verzehrt wird.**

Er besteht darin, einmal in der Woche, an immer dem gleichen Wochentag, zum Frühstück, Mittagessen und Abendessen je eine Portion Kartoffelbrei zu sich zu nehmen. Insgesamt sollten es 750 g abgekochte Kartoffeln sein, die mit warmer Milch zu einem festen Brei angerührt werden. Man kann aber auch auf das Abkochen der Kartoffeln verzichten und dafür drei fertige Packungen Kartoffel-Püree (Packung a 75 g Flocken x 3 = 250 g). Das entspricht etwa einer Menge von 750 g abgekochten Kartoffeln. Jede Packung wird mit einer großen Tasse warmer entrahmter bzw. fettarmer Milch angerührt, wobei die Kartoffelbrei-Masse noch so fest sein sollte, dass ein eingesteckter Löffel nicht umfällt. Der Brei darf weder mit Salz gewürzt werden, noch darf Fett (z.B. Butter) daran gegeben werden. Trotzdem kann man den Kartoffelbrei-Tag eigentlich nicht als Diät-Tag ansehen, denn immerhin nimmt man ungefähr 900 kcal zu sich. Wem das zu wenig ist, kann man noch etwas Obst an diesem Tag essen und auch mehr trinken als sonst üblich, denn auch Flüssigkeitsaufnahme wirkt dem Hungergefühl entgegen.

Es ist nicht leicht, sich einen bestimmten Tag auszusuchen und den auch durchzuhalten, an dem man von morgens bis abends nur Kartoffelbrei zu sich nimmt. Doch es lohnt sich, der Kartoffelbrei-Tag kann zu einem durchschlagenden Erfolg werden.

Viel Kalium ist auch enthalten in: Kakao, Bananen, Vollkorn und Aprikosen. Zusammen mit fettarmen Quark oder Joghurt lassen sich daraus sehr gute Mahlzeiten herstellen

Zur Erklärung der Vorgänge bei einem solchen „Kaliumstoß" ist zu sagen, dass bei Lebensmitteln mit hohem Kaliumgehalt eine Art Konkurrenzsituation zwischen Kalium und Natrium entsteht. Bringt man an einem Tag eine große Menge Kalium in den Körper, läuft folgender Vorgang ab: Die beiden positiv elektrisch geladenen Elektrolyt-Mineralien Natrium und Kalium werden einer Art Ionenaustauscher-Prozess unterworfen, d.h. das an Wasser gebundene Kochsalz wird von der Breimasse in Magen und Darm angezogen, während gleichzeitig das Kalium aus dem Brei in den Körper entlassen wird. Ein Teil des im Körper vorhandenen Natrium-Überschusses wird also gegen Kalium ausgetauscht. Dieser Vorgang hat weitreichende Konsequenzen. Das Natrium, das im Körper zuständig für die Wasserspeicherung ist, wird mitsamt seiner Wasserfracht dem Körper entzogen. Die Folgen sind gravierend, denn es kommt noch am gleichen Tag zu einer massiven Wasserausscheidung, die sich auch in den nächsten Tagen fortsetzt. Ferner verliert der Körper große Mengen Kochsalz. Dies bedeutet eine sofortige Entlastung von Herz und Nieren. Selbst schwere Herzfehler, stark erhöhter Blutdruck, scheinbar aussichtslose Nierenkrankheiten, ferner alle Formen von Fettstoffwechsel- und Verdauungsstörungen bessern sich nach einem solchen Tag schlagartig. Um diese Erfolge vorweisen zu können, muss der Tag aber strikte eingehalten werden. Eine langsame Gewichtsabnahme macht sich hingegen erst nach mehreren Wochen bemerkbar.

Besonders der Altersdiabetiker hat in den meisten Fällen einen viel zu hohen Kochsalzverbrauch. Wird die Salzfracht aus dem Körper entfernt, ist das ein Segen für alle Organe.

Kartoffelbrei=Hoher Kohlehydratanteil

Der Kartoffelbrei-Tag hat aber auch einen Nachteil: Nicht jeder Altersdiabetiker kann ihn zur Absenkung des Blutdrucks und zu Entwässerung durchführen, weil Kartoffeln nun einmal nicht nur einen hohen Kaliumgehalt aufweisen, sondern auch einen hohen Kohlehydrat- bzw. Zuckergehalt. Deshalb muss jeder Diabetiker anhand von Messungen seines Blutzuckerspiegels überprüfen, ob ein solcher Tag für ihn geeignet ist. Schnellt der Blutzuckerspiegel nach dem Essen zu steil nach oben, so dass ein Grenzwert erreicht wird, muss man auf diesen Tag verzichten, so vorteilhaft er auch sonst sein mag.

Eine endgültige Aussage über eine Kaliumzufuhr erhält man von einer Blutuntersuchung. Die Normalwerte für Natrium = 135-150 mmol/l und für Kalium = 3,7-5,7 mmol/l.

Sollte das der Fall sein, bietet sich als Alternative zum Kartoffelbrei-Tag die Einnahme von **Kaliumtabletten** an, die man sich entweder als Medikament vom Arzt verschreiben lässt oder die es auch als Nahrungsergänzungsmittel gibt (Hefeextrakt). In vielen Fällen kann man so völlig auf blutdrucksenkende und entwässernde Medikamente mit ihren Nebenwirkungen verzichten. Voraussetzung hierzu ist aber, dass vor der Einnahme von Kalium der Arzt anhand einer Blutun-

tersuchung das Verhältnis Natrium zu Kalium über-
prüft und aufgrund der Ergebnisse nichts gegen die
Einnahme von Kalium einzuwenden hat.

Im übrigen wird auch bezüglich des Themas Blut-
drucksenkung und Ödembeseitigung auf das Kapitel
„Magnetfeldtherapie" verwiesen.

Schritt 8:
Das Körpergewicht reduzieren

**Über das Abnehmen
bei Diabetes informie-
ren zahlreiche Schrif-
ten und Merkblätter
der Krankassen oder
der zuständigen Verei-
ne oder Selbsthilfe-
gruppen.**

Die meisten Altersdiabetiker leiden an Übergewicht.
Da Übergewicht zwar nicht die einzige, aber eine der
wichtigsten Ursachen für Altersdiabetes ist, sollte rasch
mit diätetischen Maßnahmen begonnen werden. 80-
90% aller Altersdiabetiker benötigen nämlich durch
Reduzierung ihres Körpergewichtes auf einen für sie
gültigen Normalwert keine Medikamente oder alternative Arzneien mehr zur Blutzuckerkontrolle. Wie
reduziert man aber Übergewicht? Das ist eine Frage,
bei der sich selbst Fachleute nicht einig sind. Die einen
sagen, nur Fett macht fett, also weniger Fett essen! Die
anderen behaupten, die tierischen Fette durch pflanzliche Fette ersetzen genügt und wieder andere meinen,
man müsse nur weniger essen und schon nehme man
ab. Einigkeit herrscht jedoch darüber, dass die meisten
Fehler beim Essen gemacht werden und daher eine
Umstellung der Nahrungsgewohnheiten erfolgen
muss. Was bedeutet aber eine solche Umstellung?
Manche Fachbücher, die speziell für Diabetiker geschrieben und schon ein paar Jahre alt sind, verord-
nen auch den Altersdiabetikern eine ziemlich strenge
Diät. Muss das sein?
Sie können es halten wie Sie wollen, aber es gibt so
viele Vorschläge zum Abnehmen, dass sie hier nicht
wiederholt werden müssen. Wichtig ist, dass Sie Zuk-
ker in all seinen Formen meiden, weniger Fleisch zu
sich nehmen, das dazu noch wenig Fett haben sollte,
um so die tierischen Fette und Proteine zu Gunsten
der pflanzliche etwas einzuschränken.

Was die Kohlehydrate angeht, also die Mehlspeisen und Teigwaren, Kartoffeln und Reis, sollte man sich mehr auf Vollkornmehl und Vollkornprodukte umstellen. Versuchen Sie mal einen selbstgemachten Pizza-Teig aus Vollkorn-Weizenmehl herzustellen, schmeckt prima! Aber um abzunehmen genügen solche Maßnahmen noch nicht. Da muss mehr kommen, viel mehr.

Die Regel lautet: Dem Körper muss weniger Energie zugeführt werden, als der Diabetiker für seinen Tagesbedarf benötigt. Doch wie macht man das, ohne dabei hungern zu müssen? Die Erfahrung, die viele Altersdiabetiker mit Übergewicht gemacht haben, besagt, dass noch so gut ausgeklügelte Rezeptvorschläge, die innerhalb des wöchentlichen Gesamtkalorienbedarfs zwischen 1200 und 1600 kcal pro Tag anbieten, auf Dauer nicht immer eingehalten werden.

Wussten Sie schon, dass jedes Jahr etwa 4000 neue Fälle von chronischem Nierenversagen auftreten, die zu 40% auf Diabetes mellitus, zu 20% auf Bluthochdruck und zu 30% auf Nierenentzündungen zurückgehen?

Bewährt hat sich hingegen die Beibehaltung von drei Hauptmahlzeiten, also Frühstück, Mittagessen und Abendessen; allerdings enthält nur das Mittagessen noch alle drei Nahrungsbestandteil Kohlehydrate, Fett und Protein (Eiweiß). Das Frühstück, das Abendessen und eventuell kleinere Zwischenmahlzeiten sind „ein- oder höchstens zweiseitig" zu halten. Das bedeutet, dass der Körper sich eher bei diesen Mahlzeiten überlisten lässt als bei der mittäglichen Hauptmahlzeit, die zwar mehr auf mediterrane Kost umzustellen ist, aber sonst wie gewohnt zubereitet wird.

Die Faserstoffe

Die kleineren Mahlzeiten werden also umgestellt und bestehen dann nur noch auf der Grundlage sogenannter Faserstoffe, die man auch Ballaststoffe nennt. Die natürlichsten Faserstoffe finden sich in Obst, beispielsweise im Apfel, der ja auch sehr beliebt für eine kleine Zwischenmahlzeit ist, um den Heißhunger zu bekämpfen. Das Thema „Heißhunger" ist für den Diabetiker deshalb so bedeutend, weil bei ihm der Blutzuckerspiegel während eines Tages stark schwanken kann. Dann kommt es bei einem Abfall des Zuckerspiegels

Wichtig!
Fertige Ballaststoffprodukte aus dem Reformhaus müssen zucker- und salzfrei sein.

53

Gute Informationen
über Ballaststoffe er-
hält man aus dem
Internet. Hier werden
eine ganze Reihe von
Produkten speziell für
Diabetiker angeboten.

Achtung!
Die meisten Ballast-
stoffe verursachen
Blähungen. Um sie los
zu werden, trinkt man
am besten einen Tee
aus Pfefferminze und
Kümmel.

Gute Ballaststoff-Zu-
sammensetzungen be-
lasten den Blutzucker-
spiegel überhaupt
nicht oder nur gering-
fügig.

zu einem Hungergefühl, dem man kaum widerstehen kann. Es gilt daher, dieses Hungergefühl so zu stillen, dass eine Nahrungsaufnahme nicht von Anfang alle Hoffnungen auf eine Reduzierung des Übergewichts ad absurdum führt. Dazu dienen die Ballaststoffe.

Faser- oder Ballaststoffe sind Bestandteile pflanzlicher Lebensmittel. Noch vor einigen Jahren hielt man sie für unnötige Nahrungsbestandteile, d.h. für überflüssigen „Ballast". Heute weiß man, dass Ballaststoffe in vieler Hinsicht wertvoll und eine nicht zu unterschätzende Bereicherung für die Gesundheit sind. Obwohl sie vom Körper wieder unverdaut ausgeschieden werden, erfüllen sie doch wichtige Funktionen. Sie füllen den Magen und tragen so zur Sättigung bei, ohne jedoch den Blutzuckerspiegel unnötig zu erhöhen. Ausserdem binden sie Wasser, fangen zu quellen an und füllen den Darm. Auf diese Weise wird der Nahrungsbrei schneller durch den Darm transportiert und eine Verstopfung wird verhindert. Besonders wichtig ist der tägliche Toilettengang für Diabetiker, die sich gerade in der Phase einer Stoffwechselentgleisung befinden. Obwohl sie wegen des enormen Durstgefühls viel Flüssigkeit zu sich nehmen und auch wieder ausscheiden, hat das so gut wie keinen Einfluss auf die zu erwartende Verstopfung. Selbst Abführmittel können daran nur wenig ändern, wohl aber Ballaststoffe.

Zu den Ballaststoffen gehören unter anderem die Cellulose und die Kleie. Bei der wasserunlöslichen Kleie handelt es sich um Schalen und Keime der äußeren Getreideschichten, die beim Mahlen abgesondert werden. Die Kleie enthält zwischen 15-18% Eiweiß, viel Vitamin B und E; sie gehört damit zu den wenigen pflanzlichen Eiweiß-Lieferanten von Bedeutung.

Lösliche und unlösliche Ballaststoffe können Flüssigkeit binden. Die Folge: Darmerkrankungen treten bei regelmäßiger Ballaststoffzufuhr seltener auf, Hämorrhoiden bilden sich zurück und die Gefahr eines Darmkrebses wird minimiert. Die löslichen Ballaststoffe (z.B.

reichlich in Hafer, Obst und Gemüse) haben positiven Einfluss auf den Fett- und Kohlenhydratstoffwechsel. Blutfettwerte und der Cholesterinspiegel können bei hoher Zufuhr gesenkt werden, ebenso wirken Ballaststoffe günstig auf die Blutzuckerwerte nach einer Mahlzeit und sind daher besonders wichtig für Diabetiker. Beide Arten von Ballaststoffen besitzen viele Vitamine und Mineralien, aber wenig Kohlehydrate. Sie sind daher ein besonders wichtiges Nahrungsergänzungsmittel, besonders für den übergewichtigen Diabetiker, der abnehmen will.

In Reformhäusern und Drogerien gibt es zahlreiche lösliche und unlösliche Ballaststoffe als Fertigpräparate. Man stellt sich am besten aus den wasserlöslichen Produkten, die hauptsächlich aus Obst-Faserstoffen (auf Zuckerfreiheit achten!) und aus unlöslichen Ballaststoffen bestehen, wie z.b. Weizenkleie, das Frühstück oder eine Zwischenmahlzeit und das Abendbrot zusammen, indem man ein paar Löffel davon in eine Schale oder Tasse gibt und mit einem fettarmen Bio-Joghurt oder Milch verrührt. Zur Geschmacksverbesserung süßt man mit ein paar Tropfen Flüssig-Süßstoff nach. Wer will, kann dazu noch klein geschnittenes Obst (z.B. Banane) geben. So lässt sich diese an sich eintönige Nahrung variieren und geschmacklich verbessern.

Zur Erinnerung: Das schon besprochene „Guar" ist ebenfalls ein Ballaststoff, der im Magen so stark aufquillt, dass ein Guar-Drink zwischendurch im Nu Hungergefühle vertreibt.

Wenn der Diabetiker nur einmal am Tag, nämlich zum Mittagessen, wie gewohnt ißt und die anderen Mahlzeiten umstellt auf reine Ballaststoffkost oder Ballaststoff-Zugaben kann der Körper bei gleichzeitiger sportlicher Betätigung das benötigte Fett nicht aus dem Blut filtern, sondern er muss auf Fettreserven in den Körperzellen (und der Leber) zurückgreifen. Das Ergebnis ist ein langsames Abnehmen.

Reine Ballaststoff-Zwischenmahlzeiten müssen nicht in jedem Fall sein. Oft genügt es schon, wenn ausgesuchte Faserstoffe in Suppen oder Soßen eingerührt werden. Die tägliche Ballaststoff-Menge sollte zwischen 30 und 50 Gramm Trockenmasse liegen.

Die Fatburner

Weitere wirksame Hilfsmittel zum Abnehmen sind die sogenannten „Fatburner" (Fettverbrenner). Bewährt hat sich folgendes Vorgehen:

Man trinkt vor jeder Hauptmahlzeit ein Glas Wasser, in welchem eine Brausetablette Vitamin C aufgelöst und 1 Esslöffel Apfelessig hinzugefügt wird. Der Apfelessig regt den Stoffwechsel an, fördert die Zellatmung und wirkt unterstützend beim Abnehmen durch seinen Inhaltsstoff Pektin. Vitamin C unterstützt noch diese Wirkung.

Übrigens: Ein Apfel enthält 10 x mehr Vitamin C wie ein Löffel Apfelessig!

Als „Schlussmahlzeit" sollte man sich spät abends, direkt vor dem Zubettgehen, einen Drink mixen, der aus Wasser, dem Saft einer Zitrone und einer Brausetablette Vitamin C besteht. (*Wichtig: bei Brausetabletten unbedingt darauf achten, dass sie keinen Zucker enthalten!*) Zu diesem Drink isst man entweder 1 Scheibe Hartkäse oder 1 Stück mageres Putenfleisch, ca. 30-40 Gramm genügen. Diese kleine Spätmahlzeit hat es in sich, denn in der Nacht produziert die Hirnanhangdrüse ein schlankmachendes Wachstumshormon, das allerdings nur in Verbindung mit einem Eiweiß-Happen.

Wer Probleme mit den Nieren hat, sollte auf zusätzliche Eiweiss-Häppchen verzichten!

Überhaupt lohnt es sich, die Mahlzeiten mit viel Zitrone zuzubereiten. Die Zitronendiät stärkt die Widerstandkraft gegen bakterielle und virale Infektionen, kräftigt Herz und Kreislauf und fördert vor allem die Funktion der Leber, denn sie wirkt entgiftend. Aber die Zitrone hilft auch mit, Harnsäure und Wasser aus dem Körper auszuschwemmen und natürlich Fett zu verbrennen.

Eine zuverlässige und gut ablesbare Waage sollte man im Haus haben, damit man sich über jedes verlorene Gramm an Körpergewicht freuen kann.

Mit den geschilderten Maßnahmen nimmt man in der Woche zwar nicht viel, aber stetig ab. Man sollte auf jeden Fall einen zu schnellen Gewichtsverlust vermeiden, denn so schnell wie man an Gewicht verliert, nimmt man auch wieder zu. Diesen Vorgang nennt man Jo-Jo-Effekt, weil das Gewicht wie ein Jo-Jo rauf und runter geht. Als optimal hat sich ein Gewichtsverlust von 1 kg pro Monat herausgestellt.

Je nachdem wie viel Gewicht man loswerden muss, kann es also mehrere Jahre dauern, bis man sein Normalgewicht wieder erreicht hat. Irgendwann kommt dann der sogenannte „Even-Break-Point", an dem sich der Blutzuckerspiegel nach und nach so absenkt, dass man auf blutzuckersenkende Maßnahmen verzichten kann. Je früher dieser Punkt durch Gewichtsabnahme erreicht wird, umso besser arbeitet die Bauchspeicheldrüse.

Viele Altersdiabetiker machen aber dann den Fehler und vergessen ihr Abnehmprozedur. Sie essen wie früher und sehr schnell ist wieder der alte Zustand mit wiederkehrendem hohen Blutzuckerspiegel erreicht. Deshalb ist es das Schicksal fast aller Altersdiabetiker für den Rest des Lebens mit einer Diät zurecht zu kommen, um das mühsam erreichte Normalgewicht zu halten. Damit muss man sich abfinden!

Diabetes-Zentren klären nicht nur über die Krankheit auf, sondern beraten auch über Diätmaßnahmen. Auch Kochkurse werden dort abgehalten. Am besten Sie fragen Ihren Arzt, wo sich das nächste Zentrum befindet.

Schritt 9:
Kontrolle ist besser

Diabetes ist nun einmal eine Krankheit, die einer ständigen Überwachung unterliegen muss. An erster Stelle steht natürlich die Blutzuckerkontrolle. In der ersten Zeit nach der Diagnose Altersdiabetes muss täglich mehrmals gemessen werden. Später, nachdem sich der Blutzuckerspiegel auf Normalwerte eingependelt hat und längere Zeit so bleibt, kann dann stichprobenartig gemessen werden. Wichtig sind Messungen morgens der Nüchternzuckerwert sowie 2 Stunden nach den Mahlzeiten, wo der Blutzucker den höchsten Stand erreicht hat.

Auf diese Weise kann man ständig kontrollieren, welche Nahrungsmittel gut für den Blutzucker sind, also den Wert nicht so hoch ansteigen lassen, und welche dagegen den Zuckerspiegel in die Höhe schnellen lassen. Ziel muss es sein, das Tagesprofil zu glätten, was

Bitte beachten! Wenn Sie zusätzlich Vitamin C in höheren Dosen zu sich nehmen, kann dadurch das Ergebnis eines Blutzuckertests verfälscht werden, indem ein höherer Wert angezeigt wird. Deshalb einen Tag vor der Messung keine Ascorbinsäure mehr einnehmen!

nichts anderes bedeutet, als ein Einpendeln auf Werte zwischen 70 und 140 mg/dl. Alle Werte, die darüber hinausgehen, sind ein Zeichen dafür, dass entweder vergessen wurde, das blutzuckersenkende Arzneimittel einzunehmen oder man hat zu viel glukosehaltige bzw. zuckerhaltige Nahrungsmittel (Kohlehydrate) gegessen. Auf diese Weise kann man sich ohne weiteres selbst die Rezepte für die täglichen Mahlzeiten zusammenstellen. Die in Büchern aufgeführten speziellen Diäten liefern zwar Anhaltspunkte, aber sie müssen nicht unbedingt zum Dogma werden.

Wichtig ist die Blutzuckerkontrolle auch, wenn von einer Arznei auf die andere umgestellt wird, also z.B. von Bierhefe auf Copalchi. An dieser Stelle soll darauf hingewiesen werden, dass es immer wieder Einzelfälle gibt, bei denen die empfohlenen alternativen Arzneimittel zur Blutzuckerbehandlung (Bierhefe, Copalchi und Gymnema sylvestre sowie Guar) nicht oder ungenügend wirksam werden. Das stellt sich meistens schnell heraus, es kann aber auch anfänglich alles gut laufen, bis plötzlich aus nicht erkennbarer Ursache das eingenommene Mittel versagt und der Zuckerspiegel wieder unverhältnismäßig ansteigt. Dafür gibt es mehrere Gründe. Unter anderem kann das daran liegen, dass die Bauchspeicheldrüse zu wenig Insulin produziert. In diesem Fall kann nur der Arzt mit einem entsprechenden Medikament, meist jedoch nur noch mit der Insulin-Spritze weiterhelfen.

Die Blutzucker-Messgeräte arbeiten heute überwiegend digital und mit elektronisch abtastbaren Messstreifen. Sowohl das Gerät selbst als auch die Teststreifen sind keine Billigprodukte. Man kann von Glück sagen, wenn die Krankenkasse die Kosten für die Anschaffung und auch die ständig benötigten Messstreifen übernimmt. Da die Blutzuckermessung unbedingt erforderlich ist, muss man unter Umständen die Kosten selbst tragen. Bitte beachten sie: Manche Blutzucker-Messgeräte zeigen falsche Glukose-Werte an, wenn die Ladekapazität der Batterien niedriger wird!

Eine regelmäßige Messung des Blutzuckergehaltes ist immer erforderlich, da weder Medikamente noch alternative Mittel eine Garantie für alle Zeiten übernehmen können.

Moderne Digital-Messgeräte und Stechhilfen erleichtern die Kontrolle des Blutzuckerspiegels.

Wenn also plötzlich ein sehr hoher Wert gemessen wird, der vom Tagesprofil abweicht, sollten Sie nicht gleich verzweifeln, sondern zuerst die Batterien überprüfen! Am besten ist es, neue Batterien in das Gerät einzusetzen und die Messung erneut durchzuführen. Übrigens: An den kleinen Pickser, der durch die Stechhilfe verursacht wird, um einen Blutstropfen aus der Fingerkuppe zu erhalten, gewöhnt man sich schnell!

Die Anschaffung eines Batterie-Ladegerätes und aufladbarer Batterien könnte angebracht sein.

Die Harn-Teststreifen

Viele Altersdiabetiker glauben, sie würden nur mit Teststreifen zur Harnmessung auskommen, um ihren Zucker in den Griff zu bekommen. Das ist ein Irrtum, denn die Ergebnisse einer solchen Harnuntersuchung offenbaren nur einen groben Anhaltspunkt. Wird mit einem solchen Teststreifen Zucker im Harn angezeigt, ist es schon zu spät, denn die meisten Messstreifen messen Glukose im Harn erst über 200 ml/dl. Die Überschreitung dieses Grenzwertes wirkt sich schon auf den HbA1c-Wert aus; offenbar wird die „Kurzentgleisung" spätestens bei der vom Arzt durchgeführten nächsten Blutuntersuchung. Es gibt zwar auch Teststreifen, die bereits ab 100 ml/dl anzeigen, aber die Farbunterschiede zwischen „normal und überhöht" sind dabei so gering, dass kein sicheres Ergebnis abgelesen werden kann.

Harn-Teststreifen sind für vieles gut. Eine präzise Blutzucker-Messung erreicht man jedoch nur mit dem Bluttest.

Viel interessanter sind Harn-Messstreifen allerdings zur Kontrolle einer Harnwegsinfektion oder einer anderen bakteriellen Entzündung. Es empfiehlt sich 5-fach-Meßstreifen zu verwenden, an den man folgende Werte ablesen kann:

- ☐ Glucose
- ☐ **Leukozyten**
- ☐ **Nitrit**
- ☐ **Protein**
- ☐ Blut/Hämoglobin

Der Hämoglobin-Wert ist das Blutzuckergedächtnis des Diabetikers.

Ein erhöhter Leukozyten-und Nitritwert weist immer auf eine Entzündung hin, meist liegt eine Harnwegsinfektion oder Gicht vor. Wird dann auch noch Protein (Eiweiß) im Harn angezeigt, so kann man davon ausgehen, dass die Infektion bis in die Nieren hochgezogen ist und dort ihr zerstörerisches Werk mit dem Angriff auf das Filtersystem der Nieren beginnt. Man sollte also außer einem Blutzucker-Messgerät unbedingt auch geeignete Teststreifen im Haus haben und damit ab und zu den eigenen Harn morgens im Nüchternzustand überprüfen.

Den Blutdruck messen

Ein weiteres Gerät ist für jeden Altersdiabetiker ein Muss: das **Blutdruck-Messgerät**. Es sind heute moderne Handgelenk-Messgeräte auf dem Markt, die eine einfache und sichere Blutdruck-Messung zulassen. Dieses Gerät zur Selbstüberwachung ist deshalb so wichtig, weil man an ihm den Zustand der Blutgefäße ablesen kann und die Fortschritte der hier geschilderten und angewandten Therapien verfolgen kann. In Absprache mit Ihrem Arzt können dann entsprechende blutdrucksenkende Maßnahmen ergriffen werden. Beim Handling des Gerätes sollten Sie auf die vom Hersteller angeführten Ratschläge zur Messung achten! Guten Geräten liegt eine genaue Schilderung bei, wie eine Messung durchzuführen ist.

Hinweis!

Bitte beachten Sie, dass es verschiedentlich auch bei der Einnahme alternativer Arzneien zu einer Erhöhung des Blutdrucks gekommen ist. Bevor Sie jedoch das Mittel absetzen und zu einem blutdrucksenkenden Medikament greifen, sollten Sie zunächst versuchen, die Schallwellen-Magnetfeldtherapie einzusetzen, mit der schon ganz erstaunliche und vor allem schnelle Erfolge erzielt wurden!
Diese physikalische Therapie wird in Kapitel 4 ausführlich dargestellt.

Zusammenfassung der vorgeschlagenen
Alternativbehandlung von Altersdiabetes

Bei der Darstellung einer möglichen Alternative zur Behandlung von Altersdiabetes ergibt sich in der Zusammenfassung folgendes Vorgehen:

1. Einnahme von Bierhefe, um Stoffwechselentgleisung zum Stillstand zu bringen.
2. Umstellung von Bierhefe auf Copalchi und eventuell auch Gymnema sylvestre.
3. Gleichzeitig zusätzliche Einnahme von Vitamin B-Komplex, Folsäure, Vitamin E und Vitamin C.
4. Eventuell zusätzliche Einnahme von Flavonoiden (Antioxidanzien).
5. Diätetische Maßnahmen bei Fettstoffwechselstörungen.
6. Maßnahmen gegen Bluthochdruck, wie geschildert.
7. Wenn erforderlich: Maßnahmen gegen Harnwegsinfektion und Gicht, wie geschildert.
8. Maßnahmen zur Senkung des Übergewichts, wie geschildert.
9. Ständiges Überprüfen von Blutzucker, Blutdruck und Harn mit Messgeräten und Teststreifen.
10. Vierteljährliche Blutuntersuchung beim Arzt
11. Behandlung der Folgeerkrankungen mit der Magnetfeldtherapie.

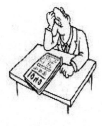

Nicht gleich verzweifeln wegen der vielen hier dargestellten Maßnahmen! Es gilt die Herausforderung anzunehmen, denn Altersdiabetes muss nicht chronisch bleiben.

Es versteht sich von selbst, dass nicht jeder Altersdiabetiker die gleichen Behandlungsschritte vornehmem muss. Wer keine Harnwegsinfektion hat, braucht sie auch nicht zu behandeln usw. Wichtig ist aber für jeden die Einhaltung des Blutzuckerspiegel, die Kontrolle des Blutdrucks und die Maßnahmen zur Gewichtsreduzierung.

4. Kapitel

Mit Magnetfeldern gegen die Spätfolgen

Schon am Anfang wurde gesagt, dass Altersdiabetes nicht von heute auf morgen auftritt. Bis es zu einer Stoffwechselentgleisung kommt, können Jahre vergehen, innerhalb derer der Anstieg des Blutzuckergehaltes nicht erkannt wird. Dieser lange Zeitraum, in welchem der Diabetes unerkannt und damit unbehandelt bleibt, ist verantwortlich für die sogenannten Spätfolgen, die sich nach und nach entwickeln. Zur Erinnerung sollen die hauptsächlichen Erkrankungen nochmals aufgeführt werden:

Die vom Diabetes verursachten Folgeerkrankungen können so schwerwiegend sein, dass sie oft den frühzeitigen Tod oder auch jahrelange Behinderung durch Amputation bedeuten.

☐ Augenerkrankungen, die bis zur Erblindung führen können und diabetesbedingter „Grauer Star".

☐ Arteriosklerose mit der Gefahr, einen Herzinfarkt oder einen Schlaganfall zu erleiden. Auch die im höheren Alter auftretende Alzheimer Krankheit und die senile Demenz können Folgen von Diabetes sein.

☐ Nierenerkrankungen und Bluthochdruck mit der Gefahr einer Niereninsuffizienz und der erzwungenen Dialyse-Blutwäsche oder schlimmstenfalls einer Nierentransplantation.

☐ Durchblutungs- und Nervenstörungen in den Beinen und Füßen mit der Gefahr eines „diabetischen Fußes" und der dann notwenigen Amputation eines Fußes oder ganzen Beines.

Diese Folgen von Altersdiabetes sind das eigentliche Problem, denn der Diabetes selbst verläuft im Gegensatz zu früheren Zeiten kaum mehr tödlich. Immer häufiger lauten die Begründungen für den Tod eines Menschen „Gestorben an einer Folgeerkrankung von

Diabetes" (z.B. wie bei dem im September 2003 verstorbenen Country-Sänger Jonny Cash). Das ist dann meist ein schwerer Herzinfarkt oder ein Schlaganfall.

Zum Problem werden diese schweren Erkrankungen, weil es so gut wie keine Medikamente zu ihrer erfolgreichen Behandlung gibt. Oft stehen die Ärzte einem diabetischen Fuß völlig hilflos gegenüber. Offene Wunden, Beine oder Füße wollen nicht zuwachsen, sie eitern stattdessen, weil rettende Antibiotika wegen verengter Beinarterien und toten Nervenleitungen einfach nicht bis zum Wundherd vordringen können.
Auch bei einer Augenbehandlung mit Medikamenten sind die Ärzte überfordert und oft ist es auch zu spät, um die sich ablösende Netzhaut noch mit dem Laserstrahl am Augenhintergrund zu fixieren. Das betroffene Auge erblindet.

Bei anderen Folgekrankheiten, die man gemeinhin als „Durchblutungsstörungen" bezeichnet, ist es ähnlich: an Heilung ist oftmals nicht zu denken!
Viele Altersdiabetiker mit solchen Erkrankungen müssen den Rest ihres Lebens mit einer Amputation zurecht kommen oder sterben, weil es keine Heilung zu geben scheint.

Mit einer bewußt und konsequent angewandten Magnetfeldtherapie kann man viele Folgeerkrankungen von Diabetes erfolgreich behandeln.

Tatsächlich aber gibt es eine recht erfolgreiche alternative Therapie für alle erwähnten Folgeerkrankungen von Diabetes in all seinen Formen:
die Magnetfeldtherapie.

Natürlich hat auch diese Therapie ihre Grenzen und nicht alles und jedes lässt sich damit wieder rückgängig machen und oder heilen. Die Medizin, weder die schulmedizinische noch die alternative, ist nun einmal keine exakte Wissenschaft, bei der es eine Garantie für eine Heilung gibt. Das ist in der Physik etwas anders. Die Physik ist eine exakte Wissenschaft, die zwar auch einem stetigen Wandel unterworfen ist, die aber in ihren elementaren Grundsätzen immer gleich bleibt und von daher bei richtiger Anwendung eine gute Chance für einen Heilerfolg ohne Nebenwirkungen bietet.

Die physikalischen Grundlagen der Magnetfeldtherapie liegen in den sogenannten Maxwellschen Gleichungen.

Für den Altersdiabetiker besonders interessant ist die Tatsache, dass sich nicht nur bereits geschädigte Organe wie Augen, Bauchspeicheldrüse, Herz, Leber und Nieren erfolgreich behandeln lassen, sondern auch alle arteriellen Blutgefäße, an denen sich besonders gerne die sogenannten Plaques absetzen, die dann die Blutbahnen verstopfen. Das sind vor allem die Arterien-Knotenpunkte der Herzkranzgefäße, in der Halsschlagader und der Kopfarterie sowie die Beinarterien in den Leisten. Doch nicht nur die großen Blutgefäße können mit der Magnetfeldtherapie von Ablagerungen befreit werden, auch die kleinen mit ihren haarfeinen Äderchen, die das Gewebe und die Zellen mit Blut versorgen und die aufgrund der erhöhten Zuckerwerte regelrecht „verzuckert" sind. Manchmal spricht man sogar von einer „Karamellisierung" dieser kleinen Gefäße. Mit Erfolg behandelbar sind aber auch die Nervenleitungen im gesamten Körper, auch in den Beinen und Füßen. Dadurch werden Wunden aller Art und Nervenschädigungen erfolgreich bekämpft.

Bei besonders schweren Erkrankungen (z.B. bei einem diabetischen Fuß) arbeitet die Magnetfeldtherapie hervorragend mit den Medikamenten der Schulmedizin zusammen.

Damit keine Missverständnisse aufkommen: Die Behandlung von Altersdiabetes ist in erster Linie darauf gerichtet, den Blutzuckerspiegel mit Hilfe von Medikamenten oder Naturheilmitteln auf Normalwerte zu bringen. Die physikalische Magnetfeldtherapie richtet sich gegen die Folgeschäden von Diabetes, unter denen die meisten früher oder später zu leiden haben. Dabei lautet das Ziel: Dem Altersdiabetiker steht jetzt ein Weg offen, aus dem Stadium der chronischen Erkrankung heraus zu kommen, so dass er nicht mehr an einer Folgeerkrankung zu sterben braucht.

Trotz großer Erfolge kämpft die Magnetfeldtherapie genau wie z.B. die Akupunktur um die Anerkennung der Schulmedizin.

Das Magnetfeld der Magnete

Das Wort „Magnetfeldtherapie" kann leicht missdeutet werden. Tatsächlich gibt es zwei Arten von Magnetfeldern, das ruhende Magnetfeld, das einen Magneten umgibt und das dynamische elektromagnetische Feld, das von einem elektrischen Gerät erzeugt wird. Da sich aber „Magnetfeldtherapie" für die EMF-Therapie

(EMF= Electro Magnetic Field) eingebürgert hat, sollte man dann eine Behandlung mit Magneten als Magnet-Therapie bezeichnen.

Was ein Magnet ist, ist jedem klar. Ein Magnet besteht aus Eisen und zieht anderes Eisen an. Eisen ist wie andere sogenannte ferromagnetische Materialien (z.B. Kobalt) von Natur aus magnetisch, weil es vom Magnetfeld der Erde magnetisiert wurde. Nach diesem Induktionsvorgang weist reines Eisen eine 10 bis 100-fach stärkere Magnetfelddichte auf als das Erdmagnetfeld selbst.

Eisenhaltiges Gestein wie Magnetit-Erz ist bereits von Natur aus magnetisch, viele andere Werkstoffe lassen sich künstlich magnetisieren.

Jeder Magnet hat zwei Pole, einen Plus- und einen Minuspol bzw. einen Nord- und einen Südpol. Das magnetische Feld bildet sich entlang der Polachse zwischen diesen beiden Polen aus. Man spricht von einem ruhenden oder statischen Magnetfeld. Dieses Feld ist immer vorhanden und im Falle von Dauermagneten, die aus einem bestimmten Magnetstahl bestehen, spricht man von einem permanenten Magnetfeld.

Es mag vielleicht überraschend klingen, aber man kann bereits mit ganz normalen Dauermagneten, die man sich auf eine bestimmte Körperstelle auflegt, eine Heilwirkung erzielen. Warum das so ist, lässt sich mit der sogenannten Lorentz-Kraft erklären. Diese Kraft tritt auf, wenn sich ein elektrischer Ladungsträger quer durch ein Magnetfeld bewegt. Ist das der Fall, wird in den Körper ein elektromagnetisches Feld induziert.

Viele wollen es nicht glauben, aber es ist dennoch wahr: mit ganz normalen Dauermagneten kann man bereits eine heilende Wirkung erzielen.

Das Magnetfeld eines auf den Körper aufgelegten Magneten dringt einige Zentimeter in den Körper ein, trifft dort auf den in den Adern und Venen fließenden Blutstrom, der als Elektrolyt elektrische Ladungen trägt, und durch die fließende Bewegung der Körperflüssigkeit entsteht ein elektromagnetisches Feld, welches das körpereigene elektrische Potential anregt. Die Flüssigkeitsmoleküle kommen in den Drehspin. Diese Drehbewegung der Blut-Ionen sorgt für eine Gefäß- und Zellreinigung sowie für einen erhöhten Sauerstofftransport in den Gefäßen und im Gewebe.

Die kleinsten Teilchen in unserem Körper kommen in Bewegung.

Selbst das weiter hinten beschriebene moderne Schallwellengerät- Magnetfeldgerät kann mit einer Magnetsonde betrieben werden.

Es ist also durchaus eine Überlegung wert, für manche Erkrankungen an den Gebrauch von Magneten zu denken. Dazu gibt es sogar Heilmagnete, die innerhalb einer bestimmten Magnetfeldstärke liegen und völlig gefahrlos und nebenwirkungsfrei angewendet werden können. Ich beschreibe solche Magnete in meinen beiden Büchern „Der Heilmagnet" und „Moderne Magnetotherapie". Solche Heilmagnete haben den großen Vorteil billig zu sein und trotzdem über eine lange Zeit benutzbar zu bleiben.

Allerdings muss auch gesagt werden, dass sie kaum für eine Behandlung von Diabetes-Folgeerkrankungen geeignet sind. Besonders bei bereits eingetretenen Problemen an den Organen, wo es auf eine rasche und gründliche Besserung ankommt, ist das Elektromagnetfeld wirkungsvoller, weil es aggressiver ist.

Die pulsierenden Elektromagnetfelder (EMF)

Alle elektrischen Leitungen und Geräte erzeugen elektromagnetische Felder. Sie sind sozusagen Nebenprodukte des fließenden elektrischen Stroms. Es spielt dabei keine Rolle, ob ein Gleichstrom oder ein Wechselstrom fließt, immer entsteht bereits um die Leitung herum zunächst ein elektrisches Feld und dieses erzeugt wiederum ein magnetisches Feld. Beide Feldarten sind nicht voneinander zu trennen und deshalb sagt man auch Elektromagnetfeld. Werden mit Strom elektrische Geräte angetrieben, so entsteht um den Antriebsmotor herum ebenfalls ein EM-Feld, das aufgrund seiner Bewegungsenergie noch stärker ist, als bei einer Leitung. Je schneller sich ein Motor bewegt, umso höher ist in der Regel auch die Feldstärke des EM-Feldes.

Wir Menschen besitzen im Gegensatz zu vielen Tierarten kein Sinnesorgan zur Erkennung von Magnetfeldern. Wir erkennen sie nur an ihren Wirkungen.

Auch im Haushalt geben alle elektrischen Geräte – vom Rasierapparat bis zum Staubsauger und von der elektrischen Herdplatte bis zum Mikrowellenherd – elektromagnetische Wellen ab. Doch nicht nur mit Wechselstrom aus der Steckdose betriebene Geräte geben EM-Felder an ihre Umgebung ab, auch alle batteriebetriebenen Geräte, sogar Quarz-Armbanduhren.

Es gibt jedoch einen Unterschied zwischen EM-Feldern, die von Batterien erzeugt werden und solchen, die bei Wechselstrom entstehen. Da der Batteriestrom ein Gleichstrom ist und deshalb immer in eine Richtung fließt, in der Regel vom Plus- zum Minuspol, bleibt das Elektromagnetfeld immer konstant. Es gibt Profigeräte der Magnetfeldtherapie, z.B. besondere Heizkissen, die zwar an die Wechselstrom-Steckdose angeschlossen werden, aber dann innerhalb des Gerätes den Wechselstrom in Gleichstrom umwandeln, so dass außer der Wärme auch ein nicht welliges gleichmäßiges Elektromagnetfeld erzeugt wird, das sich nicht nur besonders gut für die Behandlung von Rheuma und Schmerzen eignet, sondern auch für die Behandlung der Nieren.

In Spanien kann man für wenig Geld in jedem besseren Kaufhaus ein Heizkissen bekommen, das nicht nur Wärme abgibt, sondern auch ein konstantes Elektromagnetfeld.

Die weitaus meisten professionellen Magnetfeldtherapie-Behandlungsgeräte arbeiten jedoch mit gepulstem Gleichstrom. Das heißt in genau festgelegten und einstellbaren Taktintervallen wird der Gleichstrom abgeschaltet und wieder angeschaltet. Dadurch entsteht eine Wellenbewegung des EM-Feldes, das eine bestimmte Frequenz aufweist. Die Frequenzen liegen in der Regel zwischen 1 bis 25 Hz und sie geben Magnetfelddichten (=Feldstärken) zwischen 1mT (mikroTesla) und 100 mT (milliTesla) ab.

Diese Geräte können z.B. als Handgeräte ausgelegt sein, Kissen- oder Spulenform haben oder auch als größere Ganzkörper-Ringanlagen konstruiert sein. Man spricht dann von sogenannten pulsierenden Magnetfeldern. Die Geräte für die Behandlung erhalten ihre elektrische Energie entweder aus Batterien oder auch aus der Wechselstrom-Steckdose. Im letzteren Fall wird dann der Wechselstrom in gepulsten Gleichstrom umgewandelt.

Es gibt auch Kleingeräte, die Elektromagnetfelder zwischen 100 mikroTesla und 1 milliTesla erzeugen und die man jederzeit mit sich führen kann.

Zur Behandlung mit dem Elektromagnetfeld eignet sich aber noch eine Gruppe von Geräten, die bereits in vielen Haushaltungen vorhanden ist. Das sind Geräte wie **elektrische Hand-Massagegeräte und Fußbadewannen**, die ihre Massagewirkung über die eingebauten Vibratoren erzielen.

Dabei werden außer den Massage-Vibrationen noch kräftige elektromagnetische Felder erzeugt. Zusätzlich kann dann, je nach Ausstattung des jeweiligen Gerätes noch eine Wärmewirkung hinzukommen. Solche dreifach wirkenden Geräte können weit mehr als nur müde Füße munter machen oder einen Wadenkrampf beseitigen. Allerdings muss man sie konsequent und zielgerichtet einsetzen. Diese einfachen, aber wirkungsvollen Massagegeräte sollen hier besprochen werden, denn sie sind besonders gut (und kostengünstig) für die Heimanwendung geeignet.

Wie wirken EM-Felder auf den Organismus?

Pulsierende Elektromagnetfelder, gleichgültig mit welchen Geräten sie erzeugt werden, haben auf den menschlichen Organismus eine anregende Wirkung. Um diese Wirkungsweise besser zu verstehen, werfen wir einen Blick auf ein Haushaltsgerät, das heutzutage fast in jedem Haushalt anzutreffen ist: den Mikrowellenherd. Was sind also Mikrowellen und wie wirken sie?

In einem Mikrowellenherd werden die Mikrowellen von einem Sender, dem sogenannten Magnetron, erzeugt. Die Wellen treffen auf die Speisen und erwärmen sie. Diese Erwärmung entsteht deshalb, weil alle in den Speisen enthaltenden Flüssigkeits-Moleküle durch die Elektronen der hochfrequenten Mikrowellen so angeregt werden, dass sie sich aneinander reiben und Reibung erzeugt bekanntlich Wärme. Je schneller sich die Moleküle untereinander reiben, umso größer ist die Wärmeentwicklung. Die hohe Schnelligkeit, mit der sich die Moleküle bewegen, wird erreicht durch die außerordentlich hohe Frequenz der kurzwelligen Mikrowellen.
Ihre Frequenz beträgt 2450 MHz, was nichts anderes bedeutet als 2450 Millionen Schwingungen in der Sekunde. Da aber jede Schwingung aus einer Vor- und einer Zurückbewegung besteht, sind das immerhin 4900 Millionen Bewegungen in der Sekunde.

Diese unglaublich hohe Bewegungsrate der Flüssigkeitsmoleküle erzeugt eine so hohe Reibung, dass die Speisen schnell erhitzt werden. Bei diesem Vorgang sind folgende Merkmale festzuhalten:

- Durch elektromagnetische Wellen können nur Flüssigkeiten erhitzt werden. Absolut trockene Materie, wie z.B. trockenes Holz, Papier, Pappe und Keramik wird nicht erhitzt. Diese Materialien werden von den elektromagnetischen Wellen so durchdrungen, als wären sie überhaupt nicht vorhanden.
- Die kurzen und hochfrequenten Wellen eines Mikrowellenherdes dringen nicht sehr tief in feste Speisen ein. Deshalb müssen die Speisen auch gewendet oder umgerührt werden, um sie gleichmäßig zu erhitzen.

Die Magnetfeldtherapie scheint auf den ersten Blick nicht das Geringste mit Mikrowellen gemein zu haben, denn sie arbeitet im äußerst niedrigen Frequenzbereich zwischen 1-25 Hz und die erzeugten Wellen liegen am untersten Ende der Wellenskala (Langwellen), vergleichbar mit einem tiefen Basston, der ungefähr im gleichen Wellenbereich liegt.

Keine Angst: Die Magnetfeldtherapie arbeitet mit millionenfach niedrigeren Frequenzen. Sie liegen meist bei maximal 25 Hz und sind deshalb völlig ungefährlich.

Haben Sie schon einmal erlebt, wie von einem Alphorn erzeugte tiefe Töne wirken? Wenn man sich in der Nähe des Horns aufhält, dringen die Töne „durch Mark und Bein", ohne dabei jenes unangenehme, schrille Gefühl eines hohen Tones hervorzurufen. Außerdem sind sie über große Entfernungen hinweg wahrzunehmen. Die langen und niederfrequenten Wellen, die bei der Magnetfeldtherapie zum Einsatz kommen, dringen ebenfalls tief in das organische Gewebe ein. Da der menschliche Körper aus einer großen Flüssigkeitsansammlung besteht, treffen die Wellen auf die Flüssigkeitsmoleküle und bringen sie in die bewusste Drehbewegung. Allerdings sind diese Drehbewegungen viel zu langsam, um eine Reibung der Moleküle untereinander zu bewirken, die Körpertemperatur steigt also bei der Magnetfeldtherapie nicht an.

Ähnlich wie bei einem Dauerlauf kommt das Blut in Bewegung!

Nun ist unsere Körperflüssigkeit, bestehend aus Blut und Nervenflüssigkeit, kein Wasser, sondern mit Mineralien und Spurenelementen angereichert und deshalb mit positiv und negativ geladene Ionen elektrisch leitend. Wir nennen das alles auch „Elektrolyt" und aus den Flüssigkeitsmolekülen werden „Ionen".

Keine Angst vor Magnetfeldern, denn wir leben ohnehin ständig innerhalb des Magnetfeldes der Erde.

Jeder lebende Organismus verfügt also bereits von Natur aus über ein gewisses elektrisches Potential. Sobald nun von außen ein elektromagnetisches Feld in den Körper eindringt, wird das natürliche Potential durch die bewusste Drehbewegung der Blut-Ionen erhöht. Das alles geschieht, ohne dass der Mensch, der einem Magnetfeld ausgesetzt wird, mit einem elektrischen Strom in Berührung kommt, nur durch das in den Körper eindringende unsichtbare elektromagnetische Feld.

Die erste feststellbare Folge der Potentialerhöhung ist eine leichte Steigerung der Herz- und Nerventätigkeit. Beides kann mit einem EKG oder einem EEG nachgewiesen werden. Die Potentialsteigerung bleibt jedoch immer in einem normalen Rahmen. Der Puls erhöht sich höchstens wie bei einem kurzen Dauerlauf und auch die Aktionsströme des Gehirns bleiben im üblichen Frequenzbereich. Es stellt sich deshalb die Frage, was sich eigentlich durch die Magnetfeldeinwirkung ändert.

EM-Felder dringen bis in die tiefsten Zonen des Körpers vor.

Es sind vor allem zwei Vorgänge, die innerhalb des Körpers in Gang gesetzt werden. Einmal bewirkt der Drehspin der Blut-Ionen, der an der Eindringstelle des EM-Feldes am größten ist, in sämtlichen Blutgefäßen, Nervenbahnen und in den Gewebezellen ein Ablösen von Abbauprodukten und Ablagerungen (Plaques), die sich an den Wänden festgesetzt haben (Mikromassage). Diese Ablagerungen, die einem ungehinderten Blutfluss im Wege sind, werden angegriffen, langsam aufgelöst, abtransportiert und auf natürlichem Wege ausgeschieden. Die Blut- und Nervenbahnen werden wieder frei, Entzündungen und Schmerzen gehen zurück und die Körperzellen beginnen sich zu regenerieren.

Blut- Knochen- und Nervenzellen werden gleichermaßen beeinflusst.

Zum zweiten hat das in den Körper eindringende EM-Feld einen großen Einfluss auf die Eisenanteile in unserem Blut. So wird das eisenhaltige Hämoglobin, das für den Sauerstofftransport von der Lunge zu den Gefäßen und Zellen verantwortlich ist, sehr stark angeregt. Aus Erfahrung wissen wir, dass Eisen sehr stark auf Magnetfelder reagiert.

Die erhöhte Sauerstoffaufnahme des Blutes in den Lungen bewirkt einen ungehinderten Blutfluss.

Das ist im Körper genauso wie außerhalb und es kommt auch nicht darauf an, ob es sich dabei um einen Eisenbrocken handelt oder um kleinste in unserem Blut gelöste Eisenteilchen. Die Eisen-Ionen geraten durch das Magnetfeld in einen starken Strudel und werden so in die Lage versetzt, mehr Sauerstoff aufzunehmen und zu den Gefäßen und über den Kreislauf in die Körperzellen zu transportieren. Die Durchblutung wird gesteigert und der Blutfluss verstärkt. Es werden auf diese Weise:

- [ ] Entzündungen aufgelöst,
- [ ] Ablagerungen an den Gefäß- und Zellwänden beseitigt,
- [ ] Schmerzen gelindert,
- [ ] Nervenimpulse durch Botenstoffe ungehindert weitergeleitet,
- [ ] Eine allgemeine Zellregeneration hervorgerufen und
- [ ] Eine allgemeine Kreislaufstabilisierung erreicht.

Die grundsätzlichen Wirkungen der EM-Felder auf den menschlichen Körper benötigen keine großen Erklärungen.

Die Konsequenzen aus dem geschilderten Wirkungsmechanismus sind weitreichend. Alle Erkrankungen, die auf einem blockierten Blutfluss, einer gebremsten Weitergabe von Nervenimpulsen und einer gedrosselten Sauerstoffzuführung beruhen, lassen sich mit der Magnetfeldtherapie besonders gut behandeln. Auf diese Weise kann man einem Herzinfarkt, einem Schlaganfall oder Alzheimer vorbeugen und viele Krankheiten bekämpfen. Vor allem auch solche, die auf geschädigte oder schlecht arbeitende Organe, Blut- und Nerrvenbahnen zurückzuführen sind. Die gefürchteten Durchblutungsstörungen werden beseitigt.

Mit EM-Feldern kann man hervorragend vorbeugen.

Geräte für die Magnetfeld-Selbstbehandlung

Es gibt zwei Möglichkeiten: Entweder Sie kaufen sich ein Spezialgerät für die Magnetfeldtherapie, das natürlich seinen Preis hat, oder Sie machen es wie ich und benutzen ein bzw. mehrere Geräte aus dem Kaufhaus oder dem Versandhandel, die wesentlich kostengünstiger zu haben sind. Möglicherweise haben Sie bereits ein solches Gerät, z.B. ein Infrarot-Handmassagegerät zur Behandlung von Muskelschmerzen und Verspannungen, wissen aber nicht, dass man damit viel ernsthaftere Erkrankungen sehr wirkungsvoll behandeln kann. Voraussetzung hierfür ist die konsequente Anwendung solcher Geräte. Deshalb möchte ich Ihnen mein Motto näher bringen. Es lautet:

Warum bisher das Vorhandensein von EM-Feldern bei elektrischen Massagegeräten von den Herstellern verschwiegen wurde, ist unklar. Angaben über Magnetfeldstärken und Frequenzen wären sehr hilfreich für den Anwender.

Massieren Sie sich gesund mit der Magnetfeld-Massage!

Außer der Massage durch den Masseur oder die Masseuse gibt es noch eine andere Massageart. Gemeint ist die Massage mit Hilfe eines elektrischen Gerätes, mit dem man sich selbst schmerzende Muskelpartien und Verspannungen im Gewebe massiert, um die Durchblutung zu erhöhen. Diese Art der Massage wird schon seit vielen Jahren in aller Welt vieltausendfach angewendet, allerdings blieb bisher die Anwendung ausschließlich auf den Wellness- Bereich beschränkt. Warum eigentlich? Kaum jemand, außer den Herstellern natürlich, wusste etwas von den EM-Feldern, die solche Geräte an ihre Umgebung abgeben.

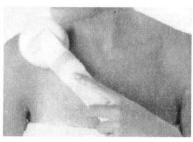

Für manchen klingt es abenteuerlich, aber es stimmt, dass man bei konsequenter Anwendung mit einem einfachen Handmassagegerät selbst tief liegende Blutgefäße von Ablagerungen befreien kann.

Erst im Laufe der Zeit hat sich herausgestellt, dass die Geräte weit mehr können als nur massieren. Man kann sie zur Behandlung von viel schwereren Erkrankungen heranziehen, so z.b. zur Vorbeugung von Herzinfarkt und Schlaganfall, zur Organbehandlung, zur Behandlung von Schmerzen aller Art (z.b. Rheuma), von schweren Durchblutungsstörungen, zur Wund- und Knochenheilung, selbst die Behandlung von Netzhauterkrankungen der Augen können sie mit Erfolg übernehmen. Tatsächlich gibt es viele hundert Anwendungsbeispiele für Massagegeräte zur Behandlung von Erkrankungen, sogar solchen, für welche die Schulmedizin keine Therapie anzubieten hat.

Im Augenblick ist noch nicht klar, wo die Grenzen der Magnetfeldtherapie liegen. Ständig kommen neue Anwendungen hinzu.

Die drei Säulen der Heilwirkung

Für die hier zu besprechende Magnetfeldtherapie mit Hilfe von Massagebehandlungen durch elektrische Massagegeräte kommen drei Gerätetypen in Frage für die:

1. Infrarot-Vibrations-Massage Handgerät
2. Vibrations-Fußmassage (Fußbadewanne)
3. Das Intraschallwellengerät
   NOVAFON (in Österreich NOSTRAFON!)

Für die unter 1.-2. aufgeführten Geräte werden keine nähere Angaben zu Herstellern gemacht, da diese Geräte in ihrem Prinzip alle gleich sind und sich lediglich etwas in der Stärke des von ihnen erzeugten EM-Feldes unterscheiden. Das unter 3. genannte Schallwellengerät bildet eine Ausnahme, es wird deshalb gesondert besprochen.

Das Intraschallwellengerät ist teurer, aber dafür hat es auch eine intensivere Wirkung als ein normales Handmassage-Gerät.

Zunächst waren nur einfache Vibrations-Handgeräte für die Körpermassage und Vibrations-Fußbadewannen auf dem Markt. Die Handgriffe der Handgeräte waren starr, später kamen drehbare Gelenkhandgriffe hinzu, damit man sich besser den Rücken massieren konnte. Die kleinen Vibrations-Fußbadewannen, die man mit warmem Wasser füllen oder auch trocken einsetzen kann, haben sich insofern verändert, als dass Jet-Strahldüsen für den Wasserumlauf und eine Heizung zum warm halten des Wassers installiert wurden. In letzter Zeit ist eine Neuentwicklung hinzu gekommen, das sind moderne Infrarot-Trockenmassage-Geräte zur Behandlung der Füße mit einer Reflexzonenmassage. Sie arbeiten ebenfalls mit eingebauten Vibratoren. Aber schon die einfachsten Geräte verfügen über eine doppelte Wirkung:

1. Intensive Vibrationsmassage zur Muskel- und Gewebeentspannung
2. Abgabe eines elektromagnetischen Feldes (EMF) mit großer Tiefenwirkung

Diese beiden Wirkungen genügen bereits zur Behandlung vieler Erkrankungen. Man muss also nicht unbedingt ein Gerät haben, das über Infrarot-Licht verfügt. Die Praxis zeigt aber, dass Geräte mit zusätzlichem IR-Licht im Massagekopf optimal sind.

Die Tiefenwirkung, die durch die horizontalen Bewegungen des Massagegerätes erreicht wird, erfährt durch das Elektromagnetfeld noch eine Steigerung.

Neben der Massage übt die Wärmeabstrahlung eine zusätzliche Wirkung aus, die sich sowohl auf der Hautoberfläche als auch in tieferen Gewebeschichten bemerkbar macht. Man erreicht damit eine Steigerung der Durchblutung im Gefäßsystem und den inneren Organen. Während bei einer manuellen Massage durch den Masseur die Wirkung durch Kneten, Streichen, Walken, Reiben und Klopfen hervorgerufen wird, ist es bei den unter 1.-2. aufgeführten Geräte eine Vibrationsmassage, mit schnellen, horizontal verlaufenden Schwingungen, abhängig von der Frequenz des elektrisch angetriebenen Vibrators.

Die dritte Säule der Heilwirkung ist die Abgabe eines elektromagnetischen Feldes. Dieses EM-Feld entsteht praktisch von selbst und ist eine unumgängliche Erscheinung des fließenden elektrischen Stroms. Wie schon erwähnt: Überall dort, wo Strom befördert wird oder Motoren durch Elektrizität angetrieben werden, entstehen EM-Felder. Selbst ein einfaches Elektrokabel, bei dem ein Strom zwischen der Steckdose und dem Anschluss einer Lampe oder eines Haushaltsgerätes fließt, ist von einem elektrischen Feld umgeben.

74

Seit James Maxwell im Jahre 1864 seine weitreichenden und weltberühmten „Maxwellschen Gleichungen" aufgestellt hat, wissen wir, dass das elektrische Feld wiederum von einem Magnetfeld umgeben ist. Elektrische und magnetische Felder sind also untrennbar miteinander verbunden. Auch der von Strom angetriebene Vibrator eines Massagegerätes erzeugt ein EM-Feld und gibt es an seine Umgebung ab. Je näher man dem Vibrator kommt, umso höher ist die Stärke des EM-Feldes und je größer der Abstand dazu wird, umso kleiner ist auch die EM-Feldstärke.

Elektromagnetische Felder sind nach Einstein eine Erscheinung von Raum und Zeit

Da bei einer Körpermassage der Massagekopf direkt auf die Haut aufgesetzt wird oder nur ein dünnes Unterhemd zwischen Haut und Geräteoberfläche getragen wird, kommt praktisch die gesamte EM-Feldstärke, die der Vibrator erzeugt, zur Anwendung, d.h. sie wird in den Körper des Anwenders eingeführt (induziert).

Auf die vorher gestellte Frage, warum so wenig davon bekannt ist, dass Massagegeräte nicht nur Schwingungen, sondern auch Elektromagnetfelder erzeugen, kann die Antwort auch darin liegen, dass man von Seiten der Gerätehersteller den EM-Feldern keine große Bedeutung beigemessen hat, da man teilweise auch heute noch oft die Ansicht hören kann, nur EM-Felder, die von einem gepulstem Gleichstrom stammen, hätten eine Heilwirkung. Diese Ansicht ist längst überholt, denn das Gegenteil lässt sich beweisen.

Über die Heilwirkung von EM-Feldern kann man lange debattieren. Besser ist es, die Wirkung durch Ausprobieren selbst herauszufinden.

Noch streiten sich die Fachleute darüber, wo denn zuerst die Heilwirkung niederfrequenter elektromagnetischer Felder entdeckt wurde. Am wahrscheinlichsten ist die Feststellung, dass es der russische Neurologe und Psychiater Wladimir Bechterew war, der als erster schon in den 20er Jahren des vorigen Jahrhunderts eine chronisch entzündliche Form der Wirbelsäulenversteifung, die als Morbus Bechterew bekannt wurde, mit Hilfe des Elektromagnetfeldes behandelte. Bechterew stand auch Pate für eine Matte, ähnlich einem Heizkissen, die ebenfalls seinen Namen trägt. Die Therapie hat sich im Laufe der Jahre nach

In Russland liefen die ersten klinischen Versuche mit EM-Feldern für Therapiezwecke.

75

und nach über den Erdball verbreitet und ist gerade in letzter Zeit wegen ihrer Anwendung ohne Nebenwirkungen wieder in das Blickfeld von Ärzten der Naturheilkunde, Physiotherapeuten und Heilpraktiker gekommen.

Die professionellen Therapeuten benutzen selbstverständlich auch professionelle Geräte für die Magnetfeldtherapie. Das sind überwiegend Matten, Spulen oder Ringspulen-Geräte, die mit gepulstem Gleichstrom arbeiten. Für die Selbstbehandlung gibt es solche Geräte auch, doch genau so gut kann man aber auch die vorher geschilderten Massagegeräte einsetzen. Sie haben den Vorteil, dass sie überall zu bekommen und in der Regel wesentlich billiger als Profigeräte sind, die auch nichts anderes hergeben als eben elektromagnetische Felder im Niederfrequenzbereich. Außerdem gibt es keine Argumente, die gegen die Anwendung von Massage-Geräten sprechen würden. Im Gegenteil: Es ist bisher kein einziger Fall bekannt geworden, dass handelsübliche Massagegeräte Nebenwirkungen hervorrufen würden. Ein schwer widerlegbares Argument angesichts der Tatsache, dass sich weltweit Tag für Tag wahrscheinlich viele tausend Menschen auf die geschilderte Weise massieren.

Auf den Einwand, professionelle Geräte würden äußerst gleichmäßige Frequenzschwingungen abgeben, was für den Heilungsprozess besonders wichtig sei, kann erwidert werden, dass dies auch bei Massagegeräten der Fall ist. Ihre Vibratoren geben äußerst gleichmäßige EM-Felder an ihre Umgebung und damit auch an den Körper ab, das lässt sich durch Messungen einwandfrei nachweisen.

Richtig ist jedoch das Argument, bei Massagegeräten könne man, anders als bei professionellen Geräten, keine Frequenzeinstellung vornehmen. Diesem Argument muss man jedoch entgegenhalten, dass für die Magnetfeldtherapie unterschiedliche Frequenzeinstellungen überhaupt nicht nötig sind. Ob man nun mit 10 Hz behandelt oder mit 20 Hz spielt eine völlig untergeordnete Rolle. Viel wichtiger hingegen ist die

Bei Interesse an einem Profigerät sollten Sie sich eingehend z.B. über das Internet informieren. Manche Geräte werden mit stark überhöhten Preisen angeboten.

Mangels praktischer Erfahrung mussten sich die Gerätehersteller an die für eine optimale Wirkung relevanten Magnetfeldstärken und Frequenzen herantasten.

Magnetfeldstärke bzw. die Felddichte, die bei professionellen Geräten über die Frequenz gesteuert wird. Bei Massagegeräten ist immer die gleiche Wellenfrequenz vorhanden, doch man kann, wenn es überhaupt nötig sein sollte, das Massagegerät mit Abstand zur Köperoberfläche halten und schon bei wenigen Zentimetern Abstand halbiert sich die Feldstärke, die in den Körper eindringt.

Nach meinem Kenntnisstand, ich benutze die Geräte schon seit rund 8 Jahren, gibt es nur eine einzige Organtherapie, bei der es besser ist, mit etwas Abstand zu arbeiten, das ist die Behandlung von Netzhauterkrankungen, Bindehautentzündungen oder Linsentrübungen der Augen. Man hält das Hand-Massagegerät im Abstand von ca. 10 cm vor die Augen still oder man bedeckt im Liegen die Augen mit einem mehrfach gefalteten (trockenen) Handtuch und legt das Hand-Massagegerät darauf.

Die Augen sind durch den Lichteinfall an (nicht zu starke) EM-Felder gewohnt.

In der Regel liegt die von einem IR-Massage-Handgerät erzeugte Magnetfeldstärke im gleichen Bereich (ca. 5-25 mT) wie bei den meisten professionellen Geräten. Am besten führt man das Massagegerät mit langsam kreisenden Bewegungen über die zu behandelnden Körperstellen (Ausnahme: >Augen) und lässt das EM-Feld jeweils nur für ca. 3-5 Minuten auf den Körper einwirken. Eine solche Behandlung kann man mehrmals am Tag wiederholen. Bei der Behandlung der Füße in der Massage-Fußbadewanne haben sich 15-20 Minuten Anwendung, am besten trocken ohne Wasser, bewährt. Auch diese Behandlung kann man mehrfach am Tag wiederholen, wenn z.B. eine akute Durchblutungsstörung in den Füßen und Beinen behandelt werden soll.

Die durchblutungsfördernde Wirkung des EM-Feldes einer Fußbadewanne ist auch ohne Einfüllen von warmem Wasser spürbar.

Beide Massagegeräte können leicht auch von älteren Menschen bedient werden. Im übrigen gibt es keine Altersbeschränkung in der Anwendung. Sofern es bei den Handgeräten mehrere Einstellungsmöglichkeiten gibt, sollte man möglichst immer mit eingeschaltetem IR-Licht arbeiten.

Eine Ausnahme gibt es dann, wenn eine akute Entzündung behandelt werden soll und anstelle von Wärme Kälte besser ist, um die Entzündung zum Abklingen zu bringen.

Für die Fußmassage-Geräte (aber auch Handgeräte) gibt es eine Einschränkung. **Bitte beachten Sie, dass eine Fuß- und Beinmassage nicht durchgeführt werden darf, wenn Krampfadern oder Venenentzündungen vorliegen**, denn dann ist die Gefahr einer Thrombose-Bildung gegeben, die sogar zu einer lebensgefährlichen Embolie führen kann. Am besten Sie sprechen mit ihrem Arzt darüber, ob sie die Wanne einsetzen dürfen.

Magnetfeldtherapie plus Medikament oder Naturheilmittel

Als physikalisches Heilverfahren kann die Magnetfeldtherapie viele Erkrankungen erfolgreich behandeln, ohne dass dabei auch nur eine Tablette aus der Retorte der Pharmazeuten nötig wäre. Das ist ein großes Plus für dieses Heilverfahren, denn die weitaus meisten Medikamente haben nun einmal Nebenwirkungen. Diese können sich sofort bemerkbar machen oder erst viele Jahre später, wenn wir älter geworden sind und sich unsere Leber, die bis dahin alles ohne Murren mitgemacht hat, als überfrachtete Schadstoff-Deponie bemerkbar macht. Viele Menschen werden erst im Alter richtig krank und was so oft als „Alterserscheinung" bezeichnet wird, ist oft nichts anderes als die Quittung für die mehr oder weniger ausgeprägte „Pillensucht" früherer Jahre. Eine wichtige Regel beim Einsatz der Magnetfeldtherapie lautet daher: Wo immer es möglich ist, eine Heilung ohne die Einnahme von Medikamenten herbei zu führen, sollte man dies auch tun!

Der Markt der alternativen Mikro- und Nahrungsergänzungsmittel wächst ständig. Aber auch hier ist Vorsicht geboten. Nicht alles, was den Namen „alternativ" oder „Naturheilmittel" trägt, ist frei von Nebenwirkungen.

Nun gibt es aber zweifellos Altersdiabetiker, die unter schweren Folgeerkrankungen leiden und deshalb gezwungen sind, Medikamente dagegen einzunehmen.

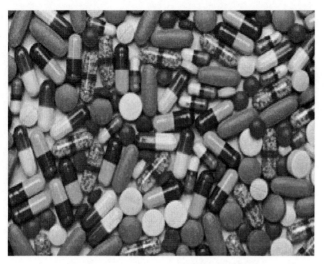

Wieviele Medikamente haben Sie im Laufe Ihres Lebens schon konsumiert? Ein paar hundert oder ein paar tausend? Man muss kein Fachmann sein, um die Gefahr zu erkennen. Die alte Weisheit: „Keine Wirkung ohne Nebenwirkung" hat ihren Sinn. Leider erkennt man das meist viel zu spät. Viele Organschäden sind nicht auf das Alter, sondern auf die Auswirkungen von Medikamenten zurückzuführen. Deshalb: Medikamente nicht gedankenlos einnehmen!

Das Pillenbild ist natürlich in Farbe noch viel eindrucksvoller.

Übrigens: Die meisten Medikamente, die ein Mensch im Laufe seines Lebens einnimmt, sind Schmerzmittel. Es sind vor allem die Frauen, die Monat für Monat menstruelle Beschwerden damit lindern.

Das sind vor allem Herzerkrankungen, z.B. Angina pectoris, Arteriosklerose und Neuropathien mit Schädigungen der großen und kleinen Blutgefäße, Nervenbahnen und Nervenzellen.

Wendet ein Diabetiker mit der Medikamenteneinnahme gleichzeitig die Magnetfeldtherapie mit einem der beschriebenen Geräte an, so muss er (und sein Arzt) wissen, dass er damit die Wirkung des Medikamentes am Ort der Einwirkung des EM-Feldes verstärkt.

Die Magnetfeldtherapie kann die heilende Wirkung von Medikamenten verstärken!

Das ist eine sehr interessante Erscheinung des EM-Feldes, denn bislang ist es den Pharmazeuten noch nicht gelungen, ein Medikament zu entwickeln, das nur dort wirkt, wo man es haben will.

In der Kombination „Magnetfeldtherapie plus Medikament" ist dies aber möglich. Den Vorgang kann man etwa so beschreiben: Die Wirkstoffe des eingenommenen Medikamentes entfalten an der Auflagestelle des Gerätes durch die Einwirkung des EM-Feldes ihre größte Heilkraft, während sie im übrigen Körper weniger wirksam sind.

Das kann bedeuten, dass man beispielsweise bei der Bekämpfung von starken Schmerzen nur noch eine einzige Schmerztablette braucht anstatt zwei. Die Dosis kann in vielen Fällen herabgesetzt oder das Medikament kann früher abgesetzt werden. Auf diese Weise werden eventuelle Nebenwirkungen eingedämmt. Das gleiche gilt natürlich auch für gefäßerweiternde Medikamente. Man rechnet mit einer Steigerungsrate von bis zu 60% und in manchen Fällen sogar bis zu 100%.

Alle Flüssigkeitsmoleküle, die einem Magnetfeld ausgesetzt sind, werden erfasst und geraten zusammen mit dem Blut in einen Spin.

Was für Medikamente gilt, hat auch seine Gültigkeit genauso für Naturheilmittel, auch deren Wirkung wird verstärkt. So kann aus einem einfachen „Herztee"aus der Apotheke in Verbindung mit dem Magnetfeld ein recht wirksames Mittel zur Bekämpfung von Arteriosklerose oder Angina pectoris werden.

Das gleiche gilt nicht nur für innerlich eingenommene Arzneien, sondern auch für alle möglichen Einreibemittel, Salben, Gels und sogar Sprüh- und Inhalationsmittel. Sobald eine eingeriebene Körperstelle mit dem EM-Feld bestrichen wird, werden die Moleküle des Einreibemittels mitgerissen und quasi durch die Haut „hindurchgepresst". Die Transkutanwirkung (Hautdurchdringung) vieler Mittel, die mit der Hautbarriere zu kämpfen haben, wird somit erheblich verbessert.

Zur EM-Behandlung von Gicht hat sich beispielsweise das Einreiben mit Pfefferminz-Öl bewährt.

Dieser Effekt ist natürlich besonders interessant für die Bekämfung aller rheumatischen Erkrankungen.

Für die Organ- und Gefäßbehandlung bei Folgeerkrankungen von Diabetes spielen solche Naturheilmittel eher eine untergordnete Rolle. Es ist jedoch bekannt, dass manche Altersdiabetiker zum Beispiel Franzbranntwein dazu benutzen, um eine noch bessere Organ-Durchblutung von außen zu erreichen.

Die Intraschallwellen-Massage plus Magnetfeldtherapie

Noch wesentlich intensiver als herkömmliche Massagegeräte arbeitet das neuartige NOVAFON/ NOSTRAFON-Schallwellengerät SK 2, das mit der Magnetfeldtherapie kombiniert, nicht nur den Behandlungsspielraum der therapierbaren Folgeerkrankungen von Diabetes erweitert, sondern auch deren Heilungschancen noch weiter verbessert.

Die Arbeitsweise des Gerätes

Normale Massagegeräte werden über einen im Schwingkopf eingebauten elektromechanischen Antrieb, den sogenannten Vibrator, zum Schwingen angeregt. Das Intraschallwellengerät arbeitet nach einer anderen Technik: Es nutzt den über eine elektromagnetische Spule erzeugten hörbaren Schall, um die entstehenden Schallschwingungen auf eine Membrane zu übertragen, die ihrerseits einen Schallteller oder eine Schallkugel trägt.

Intraschall ist das Gegenteil von Ultraschall. Die erzeugten Töne liegen im hörbaren Bereich.

Der mit der Membran verbundene Teller oder die Kugel geben die Schwingungen an den Körper des Anwenders weiter. Die erzeugten Schallwellen liegen im Hörbereich, das heißt, sie sind niederfrequent, ähnlich den elektromagnetischen Wellen, die von einem normalen Handmassagegerät ausgehen. Die Frequenzen können theoretisch zwischen 20 und 20.000 Hz liegen, erst darüber spricht man von Ultraschallwellen.

Es werden sowohl mechanische Schwingungen als auch elektromagnetische erzeugt.

Das Intraschallwellengerät hat kaum Mechanik im Schallkopf und ist deshalb wenig verschleißanfällig. Außerdem kann das Gerät mit verschiedenen Frequenzen und Intensitäten arbeiten, die sich problemlos vom Anwender einstellen lassen. Während Ultraschallwellen zur Übertragung ihrer hochfrequenten und kurzwelligen Schwingungen auf den Körper des Anwenders einen flüssigen Übertragungsträger (z.B. Wasser oder ein Gel) benötigen, werden die Schwingungen des Intraschalls direkt über den Schallteller auf die Körper-Auflagefläche des Anwenders übertragen.

Die Massagewirkung

Das Intraschallwellengerät unterscheidet sich in einem weiteren Punkt von den üblichen Massagegeräten. Konventionelle Massageräte vibrieren in der horizontaler Ebene, also in einer Hin- und Zurückschwingung, das Intraschallwellengerät jedoch in der vertikalen. Das bedeutet, dass ein Druck auf die vom Schallteller erfasste Körperstelle ausgeübt wird.

Die mechanischen Schwingungen dringen tief in das Körpergewebe ein.

Der Vorgang des Schalldrucks läuft folgendermaßen ab: Zunächst wird ein Druck auf die beschallten Gewebezellen ausgeübt, der ein Auspressen von Schadstoffen aller Art und von Flüssigkeit bewirkt. Dadurch entsteht ein Vakuum im Zellgewebe, das sich während des nächsten Schrittes, dem Hub, wieder mit frischen Nährstoffen auffüllt. Beim Hubvorgang werden die schwereren Schlacken, also Ablagerungen, die sich im Laufe der Zeit in den Körperzellen und den großen und kleinen Blutgefäßen abgesetzt haben, nicht wieder zurück transportiert, weil sich jetzt das Vakuum nicht nur mit neuer Zellflüssigkeit, sondern auch mit herangeführtem Sauerstoff füllt. Man kann also diesen Vorgang als ein Druck-Vakuum-Hub- oder auch als Pumpsystem bezeichnen. Es ist einer der wesentlichen Neuerungen mit einem wichtigen Therapieeffekt gegenüber allen anderen Typen von Massagegeräten.

Die Zellreinigung und der Sauerstoff-Transport werden verstärkt.

Das Zellgewebe und die Blutgefäße werden schon durch die Mechanik des Pumpvorgangs von Ablagerungen aller Art befreit. Diese Wirkung findet nicht wie bei normalen Massagegeräten an der Oberfläche des Zellgewebes statt, sondern setzt sich auch in tiefere Gewebeschichten fort. Auf diese Weise regenerieren sich die Zellen, nehmen mehr Sauerstoff auf und bilden neue Gewebestrukturen.

Plus Elektromagnetfeld

Der geschilderte Pumpeffekt wird zusätzlich noch forciert durch ein vom Gerät ausgehendes elektromagnetisches Feld. Bei der Erzeugung der Schallwellen entsteht durch die EM-Spule ein elektrisches Feld, das seinerseits wiederum von einem Magnetfeld umgeben ist. Dieses elektromagnetische Feld umgibt den gesamten Schwall-Schwingkopf des Schallwellengerätes und strahlt auch nach vorne in Richtung des Schalltellers oder der Schallkugel ab. Je nach eingestellter Beschallungsstufe und Intensität werden an der Geräteoberfläche EM-Felddichten bzw. Magnetfeldstärken zwischen 20 mT und ca. 100 mT (mT= milliTesla) erreicht. Diese Feldstärken haben sich für Handgeräte erfahrungsgemäß als optimal herausgestellt.

Das pulsierende Elektromagnetfeld ist der zweite enorm wichtige Faktor der Therapie mit dem Intraschallwellengerät, denn das Feld dringt in die tiefsten Körperregionen des Anwenders vor und beeinflusst über die Blut- und Nervenflüssigkeit sowohl das Zell- als auch das Knochengewebe während der vorher geschilderten Schallwellen-Massage. Auf diese Weise können alle Folgeerkrankungen von Altersdiabetes so wirkungsvoll bekämpft werden, dass

Die niedrige Frequenz des hörbaren Schalls sorgt für eine große Eindringtiefe der EM-Felder. Dadurch werden auch tief liegende Gefäße und Gewebezellen erreicht.

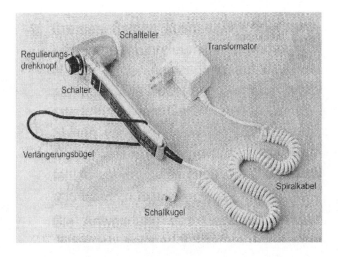

Das hier abgebildete Gerät kann nochmit einer Magnetsonde ausgestattet werden.

83

selbst schwere Fälle von Durchblutungsstörungen und Nervenblockaden erfolgreich zum Abklingen gebracht werden können.

Plus Magnetsonde

Die Anschaffung der Magnetsonde lohnt sich, denn damit wird eine noch intensivere Reflexzonen-Massage erzielt.

Das Intraschallwellengerät von NOVAFON kann aber noch mehr. Für die Behandlung der meisten Erkrankungen reichen die geschilderten Wirkungen des Schallwellengerätes aus, um zu einer schnellen Linderung oder Heilung zu gelangen. Für besonders schwierige Fälle steht dem Anwender des Gerätes noch eine Option offen. Sie besteht darin, dass anstelle des Schalltellers oder der Schallkugel ein starker Magnet auf den Schwingteller aufgeschraubt wird. Setzt man anschließend die abgeflachte Spitze der Magnetsonde auf eine Körperstelle auf, wird man sofort einen noch stärkere Wirkung als beim Einsatz des Gerätes mit dem Schallteller verspüren, denn die vergoldete Magnetsonde wurde vom Hersteller mit einem starken ruhenden Magnetfeld von 250 mT (=2.500 Gauß) versehen. Die hohe Intensität der Magnetsonde nutzt man vor allem zur Bekämpfung von Schmerzen aller Art und zur Behandlung von Akupunkturpunkten.

Die kleine Magnetsonde des NOVAFON Intraschallwellengerätes ist besonders geeignet zur Behandlung von Reflexzonen und Akupunkturpunkten.

Die damit erzielbaren Erfolge sind frappierend. Am deutlichsten wird dies, wenn man den Magneten auf den Behandlungspunkt zur Absenkung von Bluthochdruck aufsetzt und das Magnetfeld ca. 3 Minuten dort einwirken lässt. Wenn man eine Vorher/Nachher - Blutdruckmessung durchführt, wird man erstaunt feststellen, dass beide Messwerte, also der systolische wie auch der diastolische Druck nach diesen 3 Minuten stark zurückgegangen sind.

Auch wenn diese Erscheinung nicht lange anhält, so kann man doch vorhersehen, dass sich bei längerer Anwendung der Blutdruck für längere Zeit auf niedrigem Niveau einpendelt.

Reflexzonen-Massage mit der Magnetsonde

Die Reflexzonen-Massage mit dem Intraschallwellengerät und der Magnetsonde stellt eine besondere Art der Organbehandlung dar. Sie liegt von ihrer Theorie her zwischen der klassischen Akupunktur und der manuell durchgeführten Reflexzonen-Massage bzw. der Akupressur. Gemeinsam ist beiden Therapien die Nutzung von bestimmten Körperpunkten an den Füßen oder Händen zur Stimulation weit entfernt liegender Organe.

Mit der Reflexzonen-Massage kann man ganz erstaunliche Erfolge erzielen. Für den Patienten zählt das Ergebnis nicht die Ideologie des Verfahrens.

Es ist allgemein bekannt, dass man bis zum heutigen Tag noch nicht genau weiß, wie und warum die fernöstlichen Behandlungen überhaupt funktionieren, obwohl sie nachweislich schon mehrere tausend Jahre praktiziert werden. Doch langsam lichtet sich der Schleier des Geheimnisses, denn zumindest das Warum scheint geklärt. Die offizielle Erklärung lautet: „Es fließt ständig Energie durch Kanäle oder Zonen des Körpers, die in den Reflexpunkten der Füße und Hände enden. Ein ungehinderter Energiefluss bedeutet Gesundheit, ein blockierter Fluss ist gleichbedeutend mit Krankheit."

Von der Schulmedizin wird diese Theorie zwar nicht anerkannt, weil bislang keine „Energiebahnen" zu entdecken sind, aber die mit beiden Techniken erreichbaren Erfolge kann auch sie nicht bestreiten. Da trifft es sich gut, wenn wir einmal einen kurzen Blick auf die Akupunktur werfen. Diese arbeitet bekanntlich mit Nadeln, die vom Akupunkteur in bestimmte Stellen des Körpers, den Akupunkturpunkten, eingestochen werden. Nur erfahrenen Akupunkteuren gelingt es damit, beispielsweise Schmerzen innerhalb kürzester Zeit zu lindern.

Akupunkturpunkte und Reflexzonenpunkte sind identisch.

So stellt man sich die klassische Akupunktur vor, doch man kann heute auch beobachten, dass nicht nur an bestimmten Punkten „genadelt" wird, sondern auch Nadeln um eine bestimmte Behandlungsstelle herum gesetzt werden, z.B. eine Wunde oder eine Knochen-Bruchstelle. Diese Art der Akupunktur benötigt offensichtlich keine Punkte mehr, um ihre heilende Kraft zu entfalten. Warum erzielt man aber überhaupt eine Wirkung mit den Nadeln, wie funktionieren sie?

Auch die Akupunktur funktioniert nach dem physikalischen Gesetz des Drehspins der Moleküle.

Diese Frage hat schon so manchen „Fachmann" beschäftigt, ohne dass er darauf eine Antwort gefunden hätte. Dabei ist die Erklärung relativ einfach: Erfahrene Akupunkteure benutzen Stahlnadeln, die sie vor Gebrauch selbst magnetisiert haben. Akupunkturnadeln sind also kleine Magnete, die direkt ihr starkes Magnetfeld, von dem sie umgeben sind, in die Blutbahn des Patienten abgeben. Da Magnete überall am Körper wirken, müssen deshalb nicht unbedingt Akupunkturpunkte getroffen werden.

Bei der manuellen Reflexzonen-Massage, auch Akupressur genannt, ist das anders. Sie ist wiederum abhängig von den Reflexzonenpunkten an Händen, Füßen oder bestimmten (Schmerz-) Stellen des Körpers, die man auch Triggerpunkte nennt. Die Wirkung wird durch Druck oder Reibung auf diese Stellen erzielt.

3. Maxwell`sche Gleichung:

„Ein sich zeitlich änderndes magnetisches Feld erzeugt um sich herum ein elektrisches Feld."

Bei der Reflexzonen-Massage mit dem Intraschallgerät und der Magnetsonde werden die Wirkungsweisen von Akupunktur und Akupressur kombiniert und gleichzeitig durch die Magnetfeldtherapie verstärkt. Diese Art der Massage nutzt das Magnetfeld des auf die Behandlungsstelle direkt aufgesetzten Südpols der Magnetsonde, die mechanische Pumpwirkung der Intraschallwellen sowie das durch die Bewegung der Magnetsonde entstehende elektromagnetische Feld (siehe 3. Maxwell'sche Gleichung).
Es kommen also hier drei verschiedene Faktoren zusammen. Das Ergebnis ist die erstaunlich effektive und vor allem auch schnelle Wirkung auf den Körper des Anwenders. In der Regel genügen schon Behandlungszeiten zwischen 2 bis 3 Minuten, um die erwünschte Wirkung zu erzielen. Je nachdem, was behandelt wer-

den soll und welcher Akupunkturpunkt dafür in Frage kommt, kann das Ergebnis manchmal sofort begutachtet werden. Es gibt aber auch Fälle, bei denen die Erfolge der Behandlung erst nach längeren Behandlungsperioden sichtbar werden.

Die Reflexzonen-Massage mit der Magnetsonde kann sowohl an den Füßen durchgeführt werden als auch an den Händen. Für den Altersdiabetiker, besonders wenn er sich noch im Berufsleben befindet, ist die Behandlung der Akupunkturpunkte an den Händen oft die beste Möglichkeit, die durch den Diabetes angegriffenen Organe wieder zu regenerieren oder auch Vorbeugung zu betreiben. Damit stehen dem Altersdiabetiker insgesamt drei Behandlungs-Möglichkeiten zur Verfügung:

1. Ein marktübliches IR-Handmassagegerät und/oder Fußbadewanne zur Trocken-Fuß-massage
2. Das intensiver und gezielter wirkende NOVAFON Intraschall-Massagegerät SK 2 zur Massage mit dem Schallteller oder der Schallkugel bzw.
3. mit der Magnetsonde zur gezielten Behandlung einzelner Organe über die Akupunkturpunkte der Hände oder der Füße.

Unabhängig von den hier besprochenen Massagegeräten gibt es auch Magnetfeld-Profigeräte für die Heimanwendung. Dazu geben sie in eine Internet-Suchmaschine ein: Magnetfeldtherapie.

Nachfolgend werden die für den Altersdiabetiker wichtigsten Behandlungen beschrieben, die vor allem durch den Diabetes zu Organschädigungen führen können. Unabhängig hiervon wird darauf aufmerksam gemacht, dass mit Magnetfeldern eine große Zahl von Erkrankungen behandelt werden kann, die nicht im Zusammenhang mit Diabetes stehen.

Als Beispiele werden genannt: Die direkte Behandlung von Hexenschuss, Ischias und Bandscheibenvorfällen, von Knie- und Hüftarthrosen sowie sämtlichen rheumatische Erkrankungen mit dem NOVAFON Intraschall-Massagegerät SK 2.

Die Behandlung der Augen

Gefäßschäden stoppen

Die schlimmste Erkrankung der Augen, die durch Diabetes bedingt von einem langjährig erhöhten Blutzuckerspiegel verursacht wird, sind Gefäßschäden in der Netzhaut. Die kleine Blutgefäße der Netzhaut werden brüchig, reißen ein und beginnen zu bluten. Nach dem Abtrocknen der Blutungen werden einzelne Bereiche nicht mehr ausreichend mit Sauerstoff versorgt und die Zellen sterben ab. Gleichzeitig entsteht die Gefahr der Netzhautablösung. Die Schulmedizin kennt dagegen kein richtiges Heilmittel, das auf Dauer die Gefäßschäden stoppen könnte. Übrig bleibt nur die optimale Einstellung des Blutzuckerspiegels und die Senkung des Blutdrucks.

Im Vergleich zu Gesunden haben Diabetiker ein ca. 25-fach höheres Erblindungsrisiko.

In der alternativen Behandlung steht an erster Stelle ebenfalls die Einstellung der optimalen Blutzuckerwerte und dazu gleichzeitige Einnahme von bestimmten Vitaminen. Bereits an der Netzhaut eingetretene Gefäßschäden, die sich durch punkt- oder sternförmige Schwärzungen in der Augenmitte bemerkbar machen, können nicht wieder rückgängig gemacht werden. Doch mit Hilfe der Magnetfeldtherapie lässt sich, wenn die Krankheit noch nicht zu weit fortgeschritten ist, in den meisten Fällen eine weitere Schädigung verhindern.

Sprechen Sie mit Ihrem Arzt über die Anwendung der Magnetfeldtherapie, wenn er Ihnen Augentropfen verschrieben hat!

Dazu benutzt man ein handelsübliches Infrarot-Handmassegerät oder das stärker wirkende NOVAFON Intraschallwellengerät (mit Schallteller) und hält es in Ruhestellung etwa für 2-3 Minuten in einem Abstand von 10 cm vor die Augen. Diese Behandlung kann man täglich mehrmals wiederholen, ihren Fortschritt sollte der Augenarzt beurteilen.

Anmerkung:

Die Augen können eindringende EM-Felder gut verkraften, denn sie sind vom Sonnenlicht her weit höhere Wellen-Frequenzen gewohnt!

Reflexzonen der Füsse

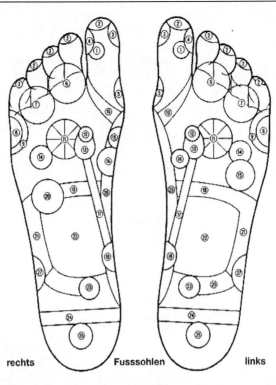

rechts   Fusssohlen   links

rechts	links
① Hirnanhangdrüse	① Hirnanhangdrüse
② Stirnhöhlen	② Stirnhöhlen
③ Nase	③ Nase
④ Trigeminusnerv	④ Trigeminusnerv
⑤ Axis «HWS»	⑤ Axis «HWS»
⑥ Auge rechts	⑥ Auge links
⑦ Ohr rechts	⑦ Ohr links
⑧ Schulter Oberarm rechts	⑧ Schulter Oberarm links
⑨ Achselhöhle - Lymphdrüse	⑨ Achselhöhle - Lymphdrüse
⑩ Schilddrüse	⑩ Schilddrüse
⑪ Sonnengeflecht	⑪ Sonnengeflecht
⑫ Nebenniere rechts	⑫ Nebenniere links
⑬ Niere rechts	⑬ Niere links
⑭ Leber	⑭ Herzzone u. Kreislauf
⑮ Schulter	⑮ Milz
⑯ Bauchspeicheldrüse	⑯ Magen
⑰ Harnleiter	⑰ Harnleiter
⑱ Blase	⑱ Blase
⑲ Dünndarm	⑲ querliegender Dickdarm
⑳ Gallenblase	⑳ Mastdarm
㉑ aufsteigender Dickdarm	㉑ absteigender Dickdarm
㉒ gesamte Darmzonen	㉒ gesamte Darmzonen
㉓ Darmausgang	㉓ Darmausgang
㉔ Ischias	㉔ Ischias
㉕ Keimdrüse	㉕ Keimdrüse
㉖ gesamte Wirbelsäule	㉖ gesamte Wirbelsäule
㉗ Knie rechts	㉗ Knie links

Grauen Star bekämpfen

Dem Altersdiabetiker sollte klar sein, dass hohe Blutzuckerwerte auch die Bildung und das schnelle Fortschreiten von Linsentrübungen, die man gemeinhin als „Grauen Star" bezeichnet, fördern. Hier bietet die Schulmedizin als letzten Ausweg die relativ unkomplizierte Kataraktoperation an.

Der Zuckeralkohol Sorbitol führt zu einer Zellschädigung und fördert die Kataraktentwicklung (Linsentrübung) in den Augen.

Alternativ hierzu können Vitamingaben und vor allem die Magnetfeldtherapie weiterhelfen. Das liegt daran, dass letztere in der Lage ist, die in der Augenlinse angesammelten Stoffwechselprodukte, die sich dort abgelagert haben, auf schonende Weise zu entfernen. Das bedeutet zumindest ein Abstoppen der Linsentrübung und manchmal auch ein erstaunlich schneller Rückgang der Trübung. Voraussetzung ist eine tägliche Anwendung und die Einstellung normaler Blutzuckerwerte.

Für die Behandlung zwischendurch: die Reflexzonen-Massage.

Die Behandlung ist genau wie bei den Gefäßschäden geschildert. Beide Erkrankungen der Augen können zusätzlich noch durch eine Reflexzonen-Massage behandelt werden. Dazu am besten geeignet ist die Magnetsonde des NOVAFON Intraschallwellengerätes. Den Akupunkturpunkt entnehmen Sie der Abbildung 1.

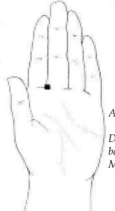

Abb.1

Der Akupunkturpunkt für die Augen befindet sich zwischen Zeige- und Mittelfinger beider Hände.

90

Die Behandlung der Nieren

Ein lange Zeit nicht erkannter überhöhter Blutzucker-spiegel schädigt die Nierengefäße. Außerdem werden die Nieren bei einer Stoffwechselentgleisung besonders stark beansprucht, da sie den durch den Blutzucker entstehenden Durst und die dadurch bedingte große Flüssigkeitsmenge verkraften müssen. Die Nieren-schädigung schreitet schnell voran, wenn nicht schnellstmöglich der Blutzuckerspiegel auf Normal-werte eingestellt wird. Es kann sich eine sogenannte Eiweiß-Niere bilden. Das bedeutet, dass eine große Menge von Bluteiweiß in den Harn übergeht. Geför-dert wird dieser Degenerationsprozess durch das Auf-treten von immer wiederkehrenden Harnwegs-infektionen, die von einer bakteriellen Entzündung verursacht werden. Diese Infektionen müssen deshalb sofort behandelt werden, um eine weitere Nieren-schädigung, die bis zur Niereninsuffizienz führen kann, zu verhindern. Ein weiteres Gefahrenpotential der Nierenschädigung steckt im Bluthochdruck, also muss auch er bekämpft werden.

Besonders tragisch ist die Tatsache, dass von den Altersdiabetikern innerhalb von 10 Jah-ren ca. 20% eine chro-nische Nierenin-suffizienz ausbilden.

Sehr wichtig: Unbedingt Harnwegs-infekte gründlich aus-heilen!

Zur Behandlung der Nieren fehlen bis jetzt die schulmedizinischen Medikamente. Zusätzlich zu den bereits vorgestellten Maßnahmen kann die Magnetfeldtherapie auch hier eine große Hilfe sein.

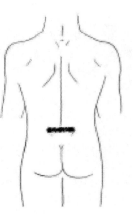

Abb. 2

Die Nieren „massiert" man mit langsamen Hin- und Herbewegungen. Das EM-Feld sollte nicht zu lange auf einer Stelle verharren, da die Nieren eine ausgeprägte Wirkung auf Magnetfelder zeigen.

91

Dazu fährt man mit einem IR-Handmassagegerät jeden Tag mehrmals abwechselnd langsam über beide Nieren oder man setzt das NOVAFON Intraschallgerät mit dem Schallteller ein. In diesem Fall sollte eine Behandlung nur ein paar Minuten (2-3) betragen.

Die Selbstkontrolle des Harns gehört zu den wichtigsten Maßnahmen eines jeden Diabetikers.

Zusätzlich kann man die Nieren mit der Magnetsonde über einen Akupunkturpunkt für 2-3 Minuten in der Innenseite der Handfläche stimulieren (Abb. 2) . Zur eigenen Kontrolle, die man zusätzlich zur genaueren ärztlicher Blutuntersuchung durchführen sollte, gehört die Überprüfung des Harns mit einem Messstreifen, der sowohl die Leukozyten- als auch Proteinwerte anzeigt.

Dem Herzinfarkt vorbeugen

Die meisten Altersdiabetiker müssen mit der ständigen Gefahr leben, früher oder später einen Herzinfarkt zu bekommen. Die Erkrankung, die einem Herzinfarkt zugrunde liegt, ist die Arteriosklerose, die von Durchblutungsstörungen und Gefäßverschlüssen der Herzkranzgefäße begleitet ist. Sie werden verursacht von Fett- und Kalkablagerungen, die sich an den Wänden der Arterien absetzen, die dann zu Blutungen führen können und besonders an Krümmungen der Arterien ein Blutpfropf (Thrombus) bilden, der schließlich die Arterie verschließt.

Das Herzinfarkt- und Schlaganfallrisiko eines Diabetikers ist um das 3-6 fache gegenüber Gesunden erhöht.

Aufgrund der Schwere des Krankheitsbildes der Arteriosklerose liegt die Therapie in der Hand des Arztes. Nach Absprache mit ihm kann eine zusätzliche Maßnahme die Magnetfeldtherapie sein. Sie hat sich schon bewährt bei Angina pectoris - Anfällen, die mit ihren Druckschmerzen oft einem Herzinfarkt vorausgehen.

Besonders heimtückisch: Wegen Nervenschädigungen werden Angina pactoris-Anfälle oft nicht bemerkt.

Spätestens beim Auftreten solcher Anfälle, die bei Diabetikern auch ohne große Schmerzen verlaufen können und deshalb wenig beachtet werden, sollte die Behandlung mit dem Magnetfeld einsetzen.

Möglichst aber schon vorher, wenn erste Warnzeichen in Form von Schmerzen auftreten, die vom Herz ausgehen und in den linken Arm ausstrahlen.

Beim Einsatz der Magnetfeldtherapie bestreicht man mit langsam kreisenden Bewegungen die gesamte Herzgegend bis hinauf in die linke Schulter mit einem IR-Handmassagegerät oder –noch besser- mit dem NOVAFON Intraschallwellengerät mit aufgeschraubten Schallteller. (Abb. 3)

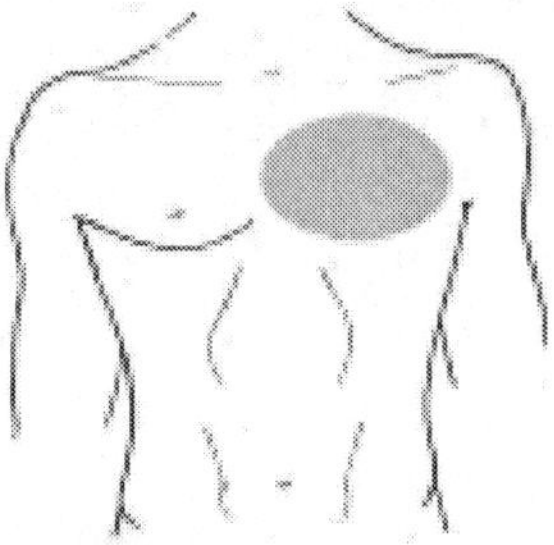

Abb.3

Die Massage der Herzgegend wird mit langsam kreisenden Bewegungen ausgeführt. Man braucht dazu nur 2-3 Minuten pro Sitzung.

Beachten Sie bitte, dass die geschilderten Selbstbehandlungen mit dem Magnetfeld auch bei sehr gut eingestellten Blutzuckerwerten immer wieder (täglich) durchgeführt werden sollten!

Zwischendurch kann eine Reflexzonen-Massage mit der Magnetsonde durchgeführt werden. Sie ist besonders zu empfehlen, wenn rasch Ausstrahl-Schmerzen im Arm gelindert werden sollen (Abb.4)

Grundsätzlich ist festzustellen, dass Thrombosen mit Hilfe eines starken EM-Feldes verhindert werden können, da sich Blutgerinnsel in der Regel gut auflösen lassen. Eine optische Überwachung wird das bestätigen.

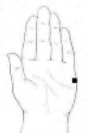

Abb. 4

Zwischendurch kann man das Herz mit der Magnetsonde auf dem richtigen Akupunkturpunkt stimulieren. Das ist besonders gut bei Schmerzen und leichten Angina pectoris-Anfällen sowie bei Herzschwäche.

Dem Schlaganfall vorbeugen

Die Arteriosklerose wirkt sich auf alle großen Blutgefäße aus, also auch auf die Gefäße zum Gehirn. Die Folge ist ein Schlaganfall, der sich durch Lähmungen, Sprachstörungen oder Schwindelzustände ankündigt. Bevor es jedoch zu einem Schlaganfall kommt, sollte man auch hier die Magnetfeldtherapie zur Vorbeugung einsetzen.

Wichtig ist dabei die Behandlung der Kopfarterien, die hinter den Halsschlagadern liegen (Abb. 5) Hier machen sich zuerst Ablagerungen durch Engstellen bemerkbar, die zu beseitigen sind.

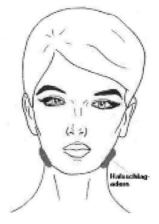

Abb. 5

Die Massage mit dem EM-Feld beseitigt Ablagerungen in den Kopfarterien (Halsschlagadern) und beugt so Schlaganfällen vor.

Zusätzlich sollte man aber auch die Durchblutung des Gehirns fördern, indem man das Magnetfeld zusätzlich auf die gesamte Kopffläche einwirken lässt. Das ist besonders gut möglich, wenn man ein Hand-Massagegerät hat, das über eine Haarbürste verfügt, die man auf den Massagekopf aufsetzen kann. Man bestreicht damit mit langsamen Bewegungen von der Stirn angefangen bis nach hinten in Richtung Nacken den gesamten Kopfbereich mehrmals am Tag für einige Minuten. Wenn keine Haarbürste vorhanden ist, ist es besonders vorteilhaft, das NOVAFON Intraschallwellengerät mit aufgeschraubten Schallteller in einem kurzen Abstand von wenigen Zentimetern über den Kopf zu führen. In jedem Fall dringt das EM-Feld tief in die Zonen des Gehirns vor und beeinflusst die Nervenleitungen und Nervenzellen, indem auch hier die Ablagerungen, z.B. Eiweiß-Stoffe, aufgelöst und Blockaden aufgehoben werden. Auf diese Weise beugt man einem Hirninfarkt vor und verhindert gleichzeitig das langsam eintretende Nachlassen der Denk-, Merk-, Lern- und Reaktionsfähigkeit. Altersbedingte und durch einen Diabetes noch verschärft auftretende Demenzerkrankungen sowie Alzheimer können auf diese Weise wahrscheinlich nicht ganz verhindert, aber doch hinausgezögert werden.

Die Nervenleitbahnen werden von Ablagerungen befreit.

Der „Schaufensterkrankheit" vorbeugen

Die Arteriosklerose führt bei vielen Altersdiabetikern, besonders solchen, die viele Jahre lang geraucht haben, zu einer Verengung der Beinarterien. Bemerkbar macht sich das beim Gehen, denn die Wegstrecken werden kürzer und es treten Schmerzen in den Waden auf, was zu längeren und öfteren Pausen führt. Damit die Erkrankung anderen Passanten nicht zu sehr auffällt, bleiben die Betroffenen gerne vor Schaufensterauslagen stehen, bis der Schmerz wieder abgeklungen ist und sie bis zum nächsten Stopp weiterlaufen können.

Das Rauchen muss unbedingt eingestellt werden.

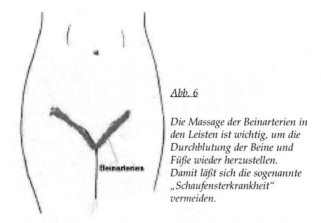

Beinarterien

Abb. 6

Die Massage der Beinarterien in den Leisten ist wichtig, um die Durchblutung der Beine und Füße wieder herzustellen. Damit läßt sich die sogenannte „Schaufensterkrankheit" vermeiden.

Die Magnetfeldtherapie kann weiterhelfen. Dazu setzt man am besten das NOVAFON Intraschallwellengerät mit aufgeschraubter Schallkugel oder der Magnetsonde ein und bestreicht langsam die gesamt Leistengegend beider Beine, denn hier liegen die Beinarterien, in denen sich Ablagerungen und Verengungen gebildet haben. Wenn man die Behandlung mehrmals am Tag für einige Minuten durchführt, wird man schon nach einigen Tagen eine Besserung feststellen (Abb. 6)

Behandlung des diabetischen Fußes

Diabetiker haben im Vergleich zu Gesunden ein um das 30fache erhöhtes Amputationsrisiko.

Viele Altersdiabetiker bekommen Probleme mit den Füßen. Das kommt daher, dass sich hier gleich zwei Beeinträchtigungen bemerkbar machen, für die ebenfalls der jahrelang unerkannte hohe Blutzuckerspiegel verantwortlich ist: die Neuropathie der Füße und die arterielle Veschlußkrankheit.

Die Neuropathie, d.h. die Beeinträchtigung der Nervenleitfähigkeit, führt zu einem Verlust des „Fühlvermögens" oder der Sinneswahrnehmung. Die normale Sensibilität, die dafür verantwortlich ist, dass man einen Druck auf die Füße oder einen Wechsel der Temperatur sofort spürt, geht verloren und damit das Schmerzempfinden. Außerdem führt der Gefäßverschluss in Beinen und Füssen zu Durchblutungsstörungen und zum Absterben von Gewebezellen.

Die Fußbadewanne kann man mit oder ohne Wasser benutzen.Ihr EM-Feld erweitert die Blutgefäße und stellt die Durchblutung und die Leitfähigkeit der Nervenbahnen und -zellen wieder her.

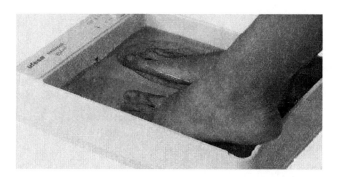

Die Schulmedizin empfiehlt zur Vorsorge eine ganze Reihe von Fußpflege-Maßnahmen. So sollte man gut passende und luftige Schuhe tragen, die Temperatur von Badewasser mit einem Thermometer nachmessen, das Barfußlaufen vermeiden, beim Waschen der Füße auf kleine Verletzungen achten, Fußnägel vorsichtig schneiden und Hautverletzungen vermeiden. Diese Vorsorge-Maßnahmen sind sicher richtig. Man kann sie deshalb unterstützen, weil sich schon aus einer kleinen Blase, die man sich beim täglichen Walken oder Joggen zugezogen hat, eine schwerwiegende Vereiterung zuziehen kann, die aus oben angeführten Gründen nicht mehr abheilen will. Es entsteht ein diabetischer Fuß oder eine Gangrän (Wundbrand). Damit es nicht zu einer schweren Blutvergiftung kommt, bleibt nur die Fußamputation übrig.

Mit Pflegemaßnahmen allein kann man einen diabetischen Fuß nicht zur Abheilung bringen.

Hier setzt wieder die Magnetfeldtherapie ein. Schon beim ersten Verdacht beginnender Fußbeschwerden sollte man davon Gebrauch machen und die Füße in einer ganz normalen, marktüblichen Vibrations-Fußbadewanne ohne Wasser behandeln. Trocken deswegen, weil das sich durch den Vibrator, der sich übrigens in der Mitte der Wanne direkt unter der Erhöhung befindet, erzeugte Elektromagnetfeld ohne Ablenkung durch das Wasser direkt auf die Füße einwirken kann.

Nur mit täglicher und konsequenter Anwendung des EM-Feldes kann man offene Wunden zum Abheilen bringen.

Allerdings sollte diese EM-Behandlungsmethode nur derjenige nutzen, der nicht unter Krampfadern und Venenentzündungen leidet. Die durch den Vibrator erzeugten Schwingungen könnten sonst zu einer Thrombose führen. In solchen Fällen ist die EM-Behandlung komplizierter, denn man braucht eine Hilfsperson, die das Handmassagegerät mit langsamen Bewegungen für ca. 10 Minuten über den gesamten betroffenen Fuß-Bereich einschließlich der Sohlen führt, ohne dabei die Haut zu berühren. Der Abstand zum Fuß sollte etwa 5-10 cm betragen. Die Stärke des elektromagnetischen Feldes nimmt zwar dadurch etwas ab, ist aber bei den meisten Geräten immer noch

Für Diabetiker mit Venenleiden ist die Behandlung mit der vibrierenden Fußbadewanne nicht geeignet.

stark genug, um eine Behandlung mit positivem Ergebnis zu erzielen wie z.B. beim NOVAFON Intraschallwellengerät.

Bei eiternden Wunden ist immer der Arzt zu Rate zu ziehen, denn ohne Antibiotika geht es nicht.

Es muss aber darauf hingewiesen werden, dass die Behandlung von bereits fortgeschrittenen offenen Wundeiterungen schwierig und vor allem langwierig ist. Man kann nicht erwarten von heute auf morgen geheilt zu werden. In solchen Fällen ist es unbedingt erforderlich, die vom Arzt verschriebenen gefäßerweiternden Medikamente einzunehmen. Das Zusammenwirken von Medikament und Magnetfeld kann dann meist das Schlimmste verhindern. (Abb. 7)

Behandlung einer Fettleber

Manche Altersdiabetiker entwickeln eine Fettleber, die so heißt, weil der Fettgehalt der Leberzellen stark erhöht ist. Die Leber wird dadurch größer und schwerer, zeigt aber selbst keine Beschwerden. Indirekt können Symptome wie Völlegefühl, Druckgefühl in der Lebergegend, unwohles Gefühl beim Schlafen auf der rechten Körperseite, Neigung zu Blähungen, Juckreiz am ganzen Körper und Antriebsschwäche auf eine Verfettung der Leber hindeuten. Ein für den Laien wichtiges Signal für ein Leberproblem ist ein sogenanntes „Palmarerythem" (siehe dazu Text im Rahmen!). Die wichtigste Maßnahme gegen eine Fettleber ist die Umstellung der Ernährung. Genau hier aber scheiden sich die Geister. Es taucht nämlich die Frage auf: Was ist wichtiger, den Blutzucker durch die richtige Diabetes-Ernährung in den Griff zu bekommen oder eine davon etwas abweichende Ernährung, die der Leber gut tut?

Bei Verdacht auf Fettleber händigt Ihnen der Arzt einen Ernährungsplan aus, an den Sie sich halten sollten.

Tatsächlich können sich nämlich die Ernährungs-Tipps erheblich unterscheiden. So glaubte man noch vor einiger Zeit daran, man können eine Fettleber nur zum Abklingen bringen, wenn eine fettarme Diät eingehalten wird. Heute sieht man die Sache anders.

Man schlägt vor, den Fett-Anteil und den Eiweiß-Gehalt in der Nahrung sogar zu erhöhen, dafür aber den Kohlehydrat-Anteil zu senken. Die Erklärung für dieses Umdenken ist darin zu sehen, dass die Leber ständig aus den Kohlehydraten Fettsäuren gewinnt. Nimmt man zu viel Kohlehydrate (z.B. Reis, Nudeln und Kartoffel) zu sich, entsteht zuviel Fett, das in der Leber gespeichert wird und so zu einer Fettleber führt. Erhöht man jedoch den Fettanteil, kann die Leber auf einen Fettaufbau aus Kohlehydraten verzichten. Zum Ausgleich für die Kohlehydrate erhöht man deshalb auch den Protein-Anteil in der Nahrung. Solche Ernährungsvorschläge können aber aus mehreren Gründen für den Diabetiker besonders problematisch sein. Am besten Sie sprechen mit Ihrem Arzt über das Thema Fettleber und lassen sich einen auf Ihre Bedürfnisse zugeschnittenen Ernährungsplan aushändigen.

Eine zu fettreiche Ernährung ist nach neueren Erkenntnissen nicht der Grund für die Ausbildung einer Fettleber, sondern ein zu hoher Kohlehydratanteil in der Nahrung.

Eine Fettleber reagiert auch auf Magnetfelder, indem die Fettzellen schneller aufgelöst werden. Dazu bestreicht man täglich für ein paar Minuten die gesamte Lebergegend mit einem IR-Handmassagegerät oder dem NOVAFON Intraschallgerät mit aufgeschraubtem Schallteller. Fasst man diesen Bereich etwas großzügiger und bestreicht den gesamten Oberbauch, wird auch Magen und Darm sowie die Bauchspeicheldrüse vom Magnetfeld erfasst. (Abb.8)

Bei einer Fettleber dient die Behandlung mit dem EM-Feld zur Unterstützung der Diät.

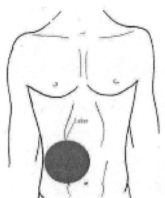

Abb. 8

Eine Fettleber kann man zwar mit dem Magnetfeld auch nicht wegbekommen, aber die diätetischen Maßnahmen werden wirkungsvoll unterstützt.

Es gibt aber auch einen Akupunktur-Punkt für die Leber, der mit dem des Herzens übereinstimmt. Ob diese Reflexzone etwas beiträgt zur Bekämpfung einer Fettleber, kann jedoch nicht bestätigt werden. Die direkte Lebermassage mit dem Magnetfeld ist nach allen Erfahrungen die bessere Behandlung.

Zeichen für die Ausbildung einer Fettleber können starke Blähungen sein.

Das Leber-Hautzeichen „Palmarerythem"

Als Palmarerythem bezeichnet man ein Leber-Hautzeichen an beiden Händen, das gekennzeichnet ist von starken und fleckigen Rötungen der Endfingerglieder, sowie der Daumen- und Kleinfingerballen an den Handinnenflächen. Im Grunde sind die gesamten Handflächen bis auf das Innere gerötet.
Besonders morgens, kurz nach dem Aufstehen, röten sich diese Hautstellen besonders stark und fühlen sich warm an. Aber auch bei Aufregungen können sich diese Leber-Hautzeichen bemerkbar machen. Solche Zeichen entstehen relativ früh bei einem Leberleiden und sie verschwinden wieder, wenn das Leiden, wie z.B. eine Fettleber, abgeklungen ist.
(siehe dazu: www.proleber.de)

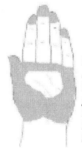

Betrachten Sie Ihre beiden Hände! Wenn die Handfläche bis auf das Innere, der Daumen und die Fingerkuppen stark gerötet sind, könnten Sie ein Leberleiden haben. Eine Leberuntersuchung und ein Bluttest beim Arzt geben Auskunft.

Die Behandlung von Gicht

Über die Behandlung der Gicht von innen wurde schon gesprochen. Während eines akuten Gichtanfalls und auch zur Nachbehandlung hat sich die Magnetfeldtherapie bestens bewährt. Kein Medikament kann so schnell wirksam werden wie das auf ein Gichtgelenk gerichteten Magnetfeld. Die in einem Gelenk auskristallisierte Harnsäure kann jedoch nur aufgelöst werden, wenn ein relativ starkes Magnetfeld eingesetzt wird. Schon aus diesem Grund hat sich das NOVAFON Intraschall-Massagegerät mit aufgesetztem Schallteller bewährt. Es ist in der Lage, schon mit 3-4 Behandlungen von jeweils 2-3 Minuten die Kristalle zu „zertrümmert" und aufzulösen. Es muss jedoch berücksichtigt werden, dass die von den Kristallen hervorgerufene Gelenkentzündung längere Zeit bis zur Ausheilung braucht. Zu ihrer Bekämpfung wirken das vom Arzt verschriebene Medikament und das Magnetfeld des Schallwellengerätes in Kombination hervorragend zusammen.

Bitte beachten Sie, dass bei der EM-Behandlung von Gicht das betroffene Gelenk anfangs noch stärker schmerzt. Im Laufe der Behandlung läßt mit der Zeit der Schmerz jedoch nach.

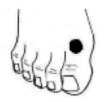

Abb. 9

Das Grundgelenk der großen Fußzehe ist am häufigsten von der Gicht betroffen.

Von der Gicht können alle Gelenke befallen werden, mit Vorliebe setzen sich die Harnsäurekristalle jedoch im Grundgelenk der großen Zehen ab (auch Podagra oder Zipperlein genannt) oder auch im Daumengelenk. Es braucht keine besondere Phantasie dazu, um sich die Schmerzen, die von dem stark geröteten, teigig geschwollenen und entzündeten Gelenk ausgehen, vorzustellen. Sobald man ein elektromagnetisches Feld auch nur in die Nähe des betroffenen Gelenks bringt, verstärken sich die sowieso vorhandenen Schmerzen noch zusätzlich. Deshalb setzt man das Massagegerät auch nicht direkt auf das Gelenk auf, sondern hält einen Abstand von ein paar Zentimeter ein. Man verzichtet also in diesem Fall auf die eigentliche Massage und lässt nur das vom Gerät ausgehende Magnetfeld einwirken. Das mindert die Schmerzen etwas. Der Anfangsschmerz nimmt dann mit den Behandlungen nach und nach ab, bis er schließlich ganz verschwindet, weil die Entzündung zurückgegangen ist. Unter Umständen ist es angebracht, am Anfang der Behandlung zur Schmerzlinderung eine Schmerztablette einzunehmen.

Bevor die Gicht so weit fortschreitet, dass die Funktionsfähigkeit eines Gelenks gestört wird, sollte die EM-Behandlung einsetzen!

Grundsätzlich lässt sich sagen, dass sich die Gicht-Behandlung mit dem EM-Feld trotz der zu erwartenden Schmerzsteigerung deshalb bewährt hat, weil man in vielen Fällen die nach einem Gichtschub auftretenden Gichtknoten vermeiden kann und das Gelenk wieder besser funktionsfähig bleibt.

Behandlung von Verstopfungen

Altersdiabetiker haben besonders während einer Stoffwechselentgleisung noch ein Problem, das man nicht auf die leichte Schulter nehmen sollte: sie leiden an Verstopfung. Eigentlich sollte man annehmen, dass gerade während dieser Zeit durch die erhöhte Flüssigkeitsaufnahme der tägliche Stuhlgang weich sein müsste, doch gerade das Gegenteil ist der Fall. Der Stuhlgang wird hart und fest, so dass der Abgang von Stuhl zur Qual wird. Hinzu können sich dann noch die eventuell vorhandenen Hämorrhoiden bemerkbar ma-

Bei Blutabgang im Stuhl können aufgeplatzte Hämorrhoiden die Ursache sein.

chen, indem sie aufplatzen und bluten. Besonders Altersdiabetiker, die in ihrem Berufsleben eine sitzende Tätigkeit ausüben oder ausgeübt haben, kennen das Problem. Blutende Hämorrhoide sind zwar nicht so gefährlich wie sie sich anhören und doch ergreift den Betroffenen tiefe Bestürzung, wenn er das erste Mal Blut in seinem Stuhl bemerkt. Sofort denkt er an eine schwerwiegende Krankheit, wie etwa Darmkrebs und es dauert meist eine Weile, bis er sich beruhigt und die „Quelle" der Blutung ausfindig macht: die längst vergessenen Hämorrhoiden melden sich wieder, weil die durch den harten Stuhlgang hervorgerufene Reibung zu ihrem Anschwellen durch Blutansammlung geführt hat.

Zur schnellen Hilfe gegen Verstopfungen eignet sich eine zweifache Magnetfeld-Behandlung. Zunächst bestreicht man die Bauchgegend für ein paar Minuten mit einem Massagegerät und anschließend setzt man die Magnetsonde des NOVAFON Intraschallwellen-Massagegerätes zur Aktivierung des für den Darm zuständigen Akupunkturpunktes ein. Er befindet sich an beiden Händen in einer geraden Linie vom Daumenansatz hin bis fast zum Ende des Handballens in der Mitte der Hand. Beachten Sie dazu die Abbildung 10. Es genügen schon 2-3 Minuten Behandlung an einer Hand, um den Drang zur Toilette zu aktivieren. Bei Bedarf kann man diese Vorgehensweise auch später immer wieder praktizieren.

Oft genügen ein paar Minuten Reflexzonen-Behandlung, um den Stuhlabgang zu erleichtern.

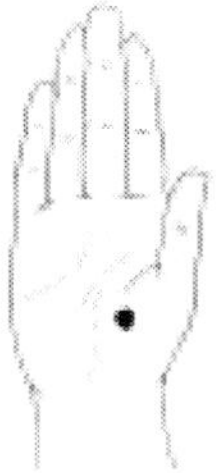

Abb. 10

Ein wichtiger Akupunkturpunkt für besseren Stuhlgang.

Ödeme (Wasseransammlungen) bekämpfen

Wasseransammlungen sind ebenfalls eine Folgeerscheinung von Altersdiabetes. Je nach Beeinträchtigung eines oder mehrerer Organe können sie auftreten in den Füßen und Beinen, dem gesamten Bauchraum und der Lunge. Normalerweise entfernt der Arzt das wegen schlecht arbeitender Organe angesammelte Wasser mit Diuretika, das sind Entwässerungsmedikamente. Doch es geht auch anders. Abgesehen von den bereits geschilderten alternativen Möglichkeiten bietet sich die Magnetfeldtherapie an. Magnetfelder sind geradezu prädestiniert, Wasseransammlungen aus dem Körper zu eliminieren, denn –wie bereits geschildert- reagieren Magnetfelder am besten, wenn sie auf Flüssigkeiten treffen. Der bewusste Drehspin bringt die Wassermoleküle so in Bewegung, dass sie sich geradezu danach drängen, „den Körper über die Blase verlassen

Ödeme können auftreten bei Funktionsstörungen des Herzens, der Nieren oder der Leber. Diabetes ist oft die Grunderkrankung.

zu dürfen". Diese Reaktion kann sogar Leben retten. Bevor sich beispielsweise wegen Herzschwäche Wasser in der Lunge angesammelt, der Betroffene keine Luft mehr bekommt und deshalb mit dem Notarztwagen ins Krankenhaus eingeliefert werden müsste, kann oft das auf beide Lungenflügel gerichtete Magnetfeld das schlimmste verhindern. Dazu bestreicht die helfende Hand eines Partners mit langsam kreisenden Bewegungen des Massagegerätes die Lungen für ca. 3-5 Minuten. Auf die gleiche Weise behandelt man auch Wasseransammlungen in den Beinen oder im Bauchraum.

Das Abnehmen unterstützen

Abnehem kann man nur, wenn mehr Fett verbrannt als durch die Nahrung zugeführt wird.

Zum Abschluss noch ein Hinweis zur beschleunigten Gewichtsabnahme. Zur Unterstützung der Diät-Maßnahmen, die Sie in Zusammenarbeit mit Ihrem Arzt festgelegt haben und hoffentlich auch durchführen, soll noch darauf hingewiesen werden, dass es dafür eine erprobte Akupunkturstelle gibt. Da sie an der Hand liegt, kann sie von jedermann leicht erreicht werden. Man setzt die Magnetsonde des NOVAFON Intraschallwellengerätes an das äußere Ende des Handgelenks der linken Hand direkt unterhalb des Daumengelenks auf und lässt das Magnetfeld pro Sitzung für ca. 2-3 Minuten einwirken. Es muss noch einmal gesagt werden: Abnehmen kann der Altersdiabetiker nur durch Umstellung der Ernährung und eventueller Einnahme von Fatburner, mehr Bewegungsaktivität durch Sport oder körperlicher Arbeit und zusätzlich durch Stimulierung des entsprechenden Akupunkturpunktes. Viel Erfolg damit!

Abb. 11

Mit der Stimulierung dieses Punktes aktiviert man zusätzlich zu anderen Maßnahmen die Fettverbrennung im Körper.

Schallwellen lindern Schmerzen und fördern das Wohlbefinden

In der heutigen Zeit gehören Beschwerden verschiedenster Art, wie z.B. Verspannungen, Sportverletzungen, typische Altersbeschwerden oder andere Gesundheitsprobleme, zu den häufigsten Schmerzerlebnissen. Daher gewinnen alternative Therapiemethoden, mit denen man gesundheitliche Probleme lösen kann, zunehmend an Bedeutung.

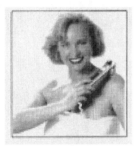

Die Behandlung mit den Original **NOVAFON®-Schallwellengeräten** ist eine bekannte und verbreitete Methode zur natürlichen Förderung des Wohlbefindens, zur Erhaltung der Gesundheit, zur sanften Schmerzbehandlung oder zur Kosmetik-Behandlung.

Bei der Schallwellen-Therapie werden Schwingungen erzeugt, die bis zu 6 cm in das Gewebe eindringen und dieses zu Eigenschwingungen anregen. Es ergibt sich eine intensive Tiefenmassage an den behandelten Körperstellen. Die Durchblutung und der Stoffwechsel werden gefördert. Haut, Gefäße und Muskeln werden besser mit Sauerstoff versorgt. Die Anwendung erfolgt unmittelbar an der betroffenen Körperstelle oder an den entsprechenden Akupunkturpunkten.

Eine Behandlung mit den Original **NOVAFON®-Schallwellengeräten** ist besonders gut verträglich, im häuslichen Bereich leicht durchführbar. **Nebenwirkungen sind nicht bekannt.**

Die 4 Säulen des Wohlbefindens

- ☐ bessere Durchblutung
- ☐ besserer Zellstoffwechsel
- ☐ bessere Organ- und Drüsentätigkeit
- ☐ Lockerung der Muskulatur

Beschwerden, bei welchen eine Anwendung der Original **NOVAFON®-Schallwellengeräte** Linderung verschaffen kann, sind z.B.: Muskelverspannungen und –verhärtungen, Kopfschmerzen, Migräne, Rheumatismus, Arthrosen, Hexenschuß, Kreislaufstörungen, Sportverletzungen.

Die Original **NOVAFON®-Schallwellengeräte** sind nach dem Medizinprodukte-Gesetz (MPG) und nach EN 60601-1 geprüft.

Die Original **NOVAFON®-Schallwellengeräte** sind unter der Pharma-Zentral-Nr. PZN 7105877 (Type SK1, Standard-Modell), PZN 7105883 (Type SK2, Komfort-Ausführung mit ausklappbarem Verlängerungsbügel und Perkussions-Einstellung als zweite Stufe), PZN 7340615 (Type SONOSSAGE, preisgünstigere Variante in weiß) erhältlich.

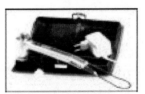

SK 2-Modell

Weitere Informationen erhalten Sie von:

NOVAFON GmbH
Erich-Herion-Str.16
D-70736 Fellbach
Tel.: 0 711 / 5 18 30 47
FAX: 0711/518 30 55
Fax: 0 7115183055
www.novafon.de

Literaturhinweise

Hepp, K.Dietrich: **Diabetes: richtige Behandlung, gesunde Lebensführung**, Falken-Verlag 1995, ISBN 3806846898

V. Strauß: **Das große Handbuch der Gesundheit**, Weltbild Verlag 1994, ISBN 3893502955

Stiftung Warentest: **Handbuch Medikamente Ausgabe 2002** ISBN 393190864X

Stiftung Warentest: **Handbuch Selbstmedikation Ausgabe 2002/2003** ISBN 3931908275

H.Hillmann: **Sprechstunde für Gesunde und Kranke,** Bertelsmann Verlag 1971

Strunz/Jopp: **Topfit mit Vitaminen** Reihe forever young Gräfe und Unzer Verlag, München ISBN 3774232539

M.Lohmann: **Lexikon der Normalwerte** Weltbild Verlag 2000, ISBN 3310004406

A.Joas: **Blutwerte** Econ Ullstein List Verlag 2000, ISBN 3517080888

M.O.Bruker: **Wer Diät ißt wird krank** Emu Verlag 1992, ISBN 3891890370

G.Freiburg: **Das Lexikon der Naturheilmittel** Unipart Media GmbH 1999, ISBN 3897555301

Lebart: **Schallwellen lindern Schmerzen** NOVAFON GmbH, Stuttgart 1994

R.Stadtmüller: **Moderne Magnetotherapie** Eigenverlag 2001, ISBN 3831116865

Alle Bücher findet man leicht in den meisten Internet-Buchshops, so z.B. bei:
www.amazon.de
www.libri.de

Schlusswort

Gestatten Sie mir abschließend, auf ein paar Dinge hinzuweisen. Genau genommen kann man Altersdiabetes nicht heilen. Man kann die Krankheit noch so gut im Griff haben, alles tun, um Blutzuckerspiegel und Körpergewicht in normalen Grenzen zu halten oder die Folgeerkrankungen bekämpfen, immer wieder besteht die Gefahr, dass sich der Diabetes erneut bemerkbar macht. Viele Diabetiker wissen, wie enorm wichtig deshalb die lebenslange ärztliche Kontrolle durch Blut- und Harnuntersuchungen ist. Genauso viele aber glauben, man könne ja mal „über die Stränge schlagen" und ein Stück Torte genießen, „weil man ja schließlich den Blutzucker unter Kontrolle hat." Das kann ein folgenschwerer Irrtum sein. Außer den vielen hier vorgestellten Maßnahmen ist deshalb die eigene Disziplin die wichtigste Voraussetzung für ein Leben mit Altersdiabetes.

In diesem Sinne möchte ich die besprochenen Alternativen verstanden wissen. Alles tun, um ein Abgleiten in die Insulinabhängigkeit so weit wie möglich hinaus zu schieben oder vielleicht sogar ganz zu vermeiden, so sollte die Devise lauten. Selbst wenn Ihnen dieses Schicksal nicht erspart bleiben sollte, so wollte ich Ihnen mit der Magnetfeldtherapie einen Weg eröffnen, der Ihre Hoffnung auf Vermeidung von irreparablen Organschäden unterstützt. Achten Sie also auf Augen, Herz, Leber, Nieren und Bauchspeicheldrüse! Schon bald werden Sie mehr über Ihren vom Diabetes geplagten Körper wissen als Ihr Arzt. Nur so werden Sie zum Partner des Arztes und nicht zum bloßen Medikamenten-Empfänger. Und wenn Sie jetzt sagen: „Der hat gut reden", so versichere ich Ihnen, dass ich mir selbst meine eigenen Vorsätze jeden Tag aufs Neue ins Gedächtnis rufen muss. Sie sehen also, Sie sind nicht allein. Wie heißt es doch so schön: Der Geist ist willig, aber das Fleisch ist schwach!

Ein Tipp noch: Es kann sehr hilfreich sein, ab und zu das Internet nach neuen Medikamenten und Pflanzenprodukten abzusuchen. Immer häufiger hört man davon, dass medizinische Institute im In- und Ausland in tropischen Wäldern nach Pflanzen suchen, die sich zur Bekämpfung von Altersdiabetes eignen. Vielleicht werden sie mal wieder fündig. Im Augenblick (Nov. 2003) setzt man große Hoffnungen auf Ginseng-Beeren, aber es gibt noch kein geeignetes Präparat zum Einnehmen.

Roman Stadtmüller